Mademoiselle H. GODREAU

DOCTEUR EN MÉDECINE.

# Influence réciproque

# de la Tuberculose

## et

# de la Puerpéralité

D'APRÈS DES STATISTIQUES FAITES DANS LES HOPITAUX DE TOULOUSE

TOULOUSE

CH. DIRION, LIBRAIRE-ÉDITEUR

50, RUE SAINT-ROME, 50

—

1906

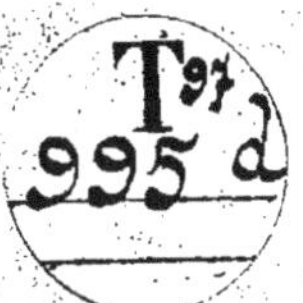

Mademoiselle H. GODREAU

DOCTEUR EN MÉDECINE.

# Influence réciproque

## de la Tuberculose

## et

# de la Puerpéralité

D'APRÈS DES STATISTIQUES FAITES DANS LES HOPITAUX DE TOULOUSE

TOULOUSE

CH. DIRION, LIBRAIRE-ÉDITEUR

50, RUE SAINT-ROME, 50

—

1906

# AVANT-PROPOS

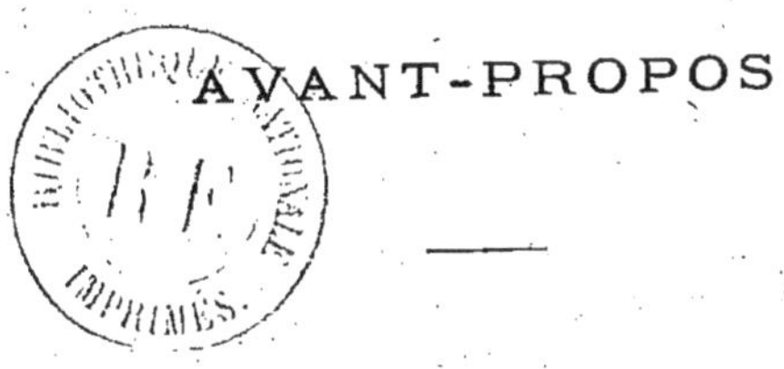

Arrivée au terme de nos études médicales, nous sommes heureuse de pouvoir adresser nos plus sincères remerciements à tous nos Maîtres de la Faculté et des Hôpitaux, pour l'enseignement qu'ils nous ont donné et l'intérêt qu'ils n'ont cessé de nous témoigner.

M. le Doyen Caubet nous a prodigué les preuves de sa bienveillance toute paternelle; il nous a initiée à la pratique délicate de la Clinique médicale; nous n'oublierons pas ses savantes leçons, et nous le prions de croire à notre respectueuse et sincère reconnaissance.

M. le Professeur Audebert a droit à toute notre gratitude pour les conseils qu'il nous a donnés dans l'élaboration de notre travail, pour la libéralité avec laquelle, après nous avoir remis des observations personnelles, il nous a autorisée à puiser dans les archives de la Clinique d'accouchements, enfin pour le grand honneur qu'il nous a fait en acceptant la présidence de notre thèse.

Nous devons à M. le Professeur agrégé Baylac, l'idée première de cette étude ; il nous a aidée de ses conseils et de sa grande expérience. Il nous a communiqué quelques observations inédites du plus grand intérêt. Nous n'oublierons jamais sa bonté et sa grande bienveillance, et nous sommes heureuse de lui adresser nos plus vifs remerciements.

A MM. les Professeurs Labéda et Jeannel, auxquels nous sommes redevable de nos premières connaissances en chirurgie, et à MM. les Professeurs Bézy, Frenkel et Morel, dont nous fûmes l'élève, nous adressons encore l'hommage de notre reconnaissance.

Nous ne saurions oublier MM. Payrau, Poux et Gilles, ex-chefs de la Clinique d'accouchements, et Mme Hoff, sage-femme en chef de la Clinique, qui nous ont communiqué des observations pleines d'intérêt.

Enfin, il nous reste un dernier devoir à remplir, celui de remercier M. le Professeur André, dont la bienveillance ne nous a jamais fait défaut, de la nouvelle marque d'intérêt qu'il vient de nous donner, en acceptant de remplacer à la Présidence de notre jury de thèse M. le Professeur Audebert, en ce moment absent de Toulouse. Qu'il soit assuré de notre plus vive gratitude.

Ai-je besoin d'excuser ma hardiesse de femme pour avoir mené à bonne fin des études médicales ? Ce n'est pas à moi, mais à mes juges qu'il appartient de répondre.

Au surplus, la thèse féministe a d'excellents avocats. — Il me suffira de constater que l'accueil qui me fut réservé par MM. les Professeurs de la Faculté de Médecine de Toulouse, permet de conclure à leur libéralisme le plus large sur l'accès de la femme à la carrière médicale.

# INTRODUCTION

---

Il n'est pas indifférent de savoir si une femme
tuberculeuse a le droit d'être mère, si une jeune
fille prédisposée à la tuberculose verra celle-ci
évoluer vers une issue néfaste dès qu'elle sera
mariée et du fait de sa première grossesse?

Cette question, de si haute importance au point
de vue social et prophylactique, devait faire
l'objet de thèses multiples et susciter de nombreuses discussions et controverses, soit dans
les réunions de Sociétés savantes, soit dans les
Congrès d'obstétrique et de la tuberculose.

La tuberculose exerce-t-elle, sur la grossesse,
une influence aussi fâcheuse que l'affirment de
nombreux auteurs? et subit-elle une aggravation notable du fait de la puerpéralité? C'est
ce que nous nous sommes proposé de cher-
cher, prenant comme champ d'observations les

hôpitaux de Toulouse et la clientèle privée de nos Professeurs.

Ce travail n'ayant pas été fait à Toulouse, il nous a paru intéressant de dresser la statistique des cas observés à la Clinique d'accouchements et à la Maternité, pendant les dix dernières années. Nous en avons détaché et commenté celles des observations qui nous ont paru les plus intéressantes et en avons relaté quelques autres inédites que nous ont communiquées nos Professeurs ou que nous avons recueillies nous-même.

Nous avons adopté le plan suivant pour notre travail :

PREMIÈRE PARTIE. — *Historique. Influence réciproque de la Tuberculose et de la Puerpéralité.*

DEUXIÈME PARTIE. — *Etude de cette influence à Toulouse :*

Observations de femmes tuberculeuses à des degrés différents.

Observations de femmes suspectes de tuberculose pulmonaire par leurs antécédents héréditaires et personnels.

Observations de femmes ayant présenté des manifestations diverses de tuberculose locale.

Observations de femmes issues de mères tuberculeuses et n'ayant présenté elles-mêmes aucun symptôme de tuberculose.

Tableaux résumant ces quatre catégories.

Tableau récapitulatif.

TROISIÈME PARTIE. — *Discussion :*

Action de la grossesse sur la tuberculose.

Action de l'accouchement et des suites de couches sur la tuberculose.

Action de l'allaitement et des suites de couches sur la tuberculose.

QUATRIÈME PARTIE.

Action de la tuberculose sur la grossesse.

Action de la tuberculose sur l'accouchement et les suites de couches.

Action de la tuberculose sur l'allaitement.

Action de la tuberculose sur l'enfant.

CINQUIÈME PARTIE. — *Conduite à tenir.*

*Conclusions.*

# PREMIÈRE PARTIE

## Historique.

Bien que la lecture d'un historique soit quelque peu fastidieuse, nous ne pouvons nous dispenser de mentionner rapidement les diverses opinions émises sur les rapports de la tuberculose et de la puerpéralité, nous étendant toutefois davantage sur les plus récentes.

Quatre théories se sont trouvées en présence :

1° La première, qui admet l'amélioration de la tuberculose pendant la grossesse, reconnaissant cependant l'aggravation après l'accouchement, remonte à Hippocrate, paraît-il, et a été soutenue fermement par Cullen et ses partisans à la fin du dix-huitième siècle.

2° La deuxième, émise par Mauriceau et reprise par Louis, en 1843, soutient qu'il y a toujours, au contraire, aggravation de la tuberculose pendant la grossesse. (De nombreux auteurs, nous allons le voir, soutiennent encore cette opinion.)

3° La troisième théorie procède des deux premières en ce qu'elle accepte, d'une part, l'action d'arrêt au début de la grossesse, mais elle se rattache, d'autre part, à la seconde, en admettant l'aggravation à partir du quatrième ou cinquième mois. (Emise par Capuron, cette théorie a été défendue par Peter.)

4° La quatrième est éclectique ; elle distingue des cas où il y aurait amélioration (tout au moins d'une façon apparente) ; d'autres où il y aurait aggravation. Certaines conditions, telles que le degré de la maladie, le terrain sur lequel évolue la tuberculose, le milieu social, etc., expliqueraient ces discordances.

A cette théorie se rallient la plupart des auteurs modernes, tels que Grancher, Pinard, Bonnaire, Rénon, Ribemont-Desaignes et Lepage, etc. C'est également l'opinion que professe, à Toulouse, M. le Professeur Audebert.

### Théorie de l'amélioration de la Tuberculose pendant la grossesse.

Cullen (1) dit que « la grossesse s'oppose au développement de la phtisie et enraye sa marche lorsqu'elle existe, reparaissant, toutefois, avec plus de violence après l'accouchement ».

Roziére de la Chassagne (2), dans son *Manuel des pulmoniques*, avançait plus encore : « De deux femmes phtisiques au même degré, celle qui deviendra enceinte portera son fruit à terme, tandis que l'autre pourra périr avant ce temps. »

Sims n'a jamais vu mourir de femme phtisique pendant la grossesse.

Nombreux sont les partisans de la théorie de Cullen : Bordeu, Baumés (3), Brieud (4). J. Frank, Andral (6), Dugés (7) qui, moins absolus que les précédents, admettent que « les progrès de la phtisie sont quelquefois suspendus au cours de la grossesse ».

Gübler (8) invoque, à l'appui de son opinion, un état de rachitisme créé par la grossesse, que réfutera Gaulard : « Le dépôt d'ostéophytes craniens trouvés à l'autopsie de femmes enceintes est-il un signe suffisant de rachitisme et existe-t-il, d'ailleurs, toujours ? » nous dit ce dernier.

Cet antagonisme entre rachitisme et tuberculose, qu'admettait Tròusseau, est-il réel ? et ne voit-on pas, fréquemment, des rachitiques devenir tuberculeux, par le fait même de leur état de moindre résistance ?

Fonsagrives (9) base son opinion sur la dérivation du flux pulmonaire par l'utérus gravide. « Poumons et utérus forment les deux capsules d'un sablier, réseau capsulaire sanguin des poumons, et celui de l'utérus, dont l'un se vide pendant que l'autre s'emplit. Après l'accouchement, l'amélioration temporaire disparaît ; la contre-fluxion utérine n'existant plus, des fluxions phlegmasiques se produisent vers les poumons, et les phénomènes de ramollissement surviennent bientôt.

Bouchut (10) partage encore cette opinion optimiste qui a cependant rencontré des adversaires.

### Théorie de l'aggravation de la Tuberculose pendant la grossesse.

Mauriceau (11) disait, en 1715, déjà, dans son *Traité d'observations sur la grossesse et l'accouchement,* que la grossesse aggrave la tuberculose : « L'un des plus salutaires conseils que l'on pourrait donner aux femmes ayant craché du sang au cours de leur grossesse, serait de ne plus avoir d'enfants », et plus loin « l'accouchement est un mauvais port, où périssent les femmes qui ont eu une aussi méchante poitrine ». Il explique cette influence néfaste par le « reflux vers la poitrine des humeurs retenues par la nature, qui, affaiblie, ne pourra faire la vuidange des couches ».

Il n'y a pas lieu de s'étonner du rôle qu'attribue Mauriceau à la fluxion, si nous voulons bien nous rappeler que nous sommes au début du dix-huitième siècle.

A l'appui de son opinion, Mauriceau cite plusieurs observations de femmes phtisiques dont la mort, causée par des hémoptysies, survint soit pendant la grossesse, soit après l'accouchement. Il a cependant constaté un cas d'amélioration chez une femme qui, malgré plusieurs hémoptysies, eut une bonne grossesse et se rétablit après l'accouchement.

En 1825, Louis (12) reprend la théorie de Mauriceau délaissée jusque-là. Il dit, en 1843, dans la deuxième édition de son *Traité sur les recherches anatomiques, pathologiques et thérapeutiques sur la phtisie,* qu'il y a pu avoir erreur de la part de certains auteurs, au sujet de l'influence de la grossesse sur la phtisie. « Il se peut, en effet, que plusieurs des symptômes de la phtisie paraissent un peu plus obscurs pendant la grossesse, sans que l'affection en marche moins rapidement ; d'autre part, il n'est pas impossible que les progrès de la phtisie étant plus marqués après l'accouchement, la différence entre la marche de la maladie, avant et après, ait pu être une cause nouvelle d'illusion. Il dit encore plus loin :

« Comment croire que la grossesse, qui produit la dyspnée, ralentisse le cours de la phtisie dont la dyspnée est toujours un des symptômes les plus pénibles ? »

Louis a bientôt des adeptes : Hervieux et Robert, de Strasbourg, qui constatent, d'après deux observations de phtisiques enceintes, que « la fluxion utérine a été inefficace contre la pleurésie et l'envahissement de la phtisie ». Stoltz, qui enseigne que chez une femme, prédisposée à la phtisie pulmonaire, la grossesse peut changer cette prédisposition [en maladie confirmée et ag-

graver cette affection. Cette opinion sera combattue, comme nous le verrons, par le Professeur
Pinard et par Kania.

Grisolle (13), avec vingt-sept observations à
l'appui, démontre encore cette action fâcheuse de
la grossesse sur la phtisie, et ajoute que la durée
de cette dernière est abrégée de moitié chez la
femme enceinte, opinion bien contraire, on le voit,
à celle de Rozière de la Chassagne.

Dans un rapport à l'Académie de Médecine
(1853), Dubreuilh cite des observations de femmes tuberculeuses, chez lesquelles la grossesse
a toujours aggravé l'affection première. Mayer,
G. Petiau, Caillot, Pacull, Delsoullier, Bahuaud,
Ortega (14), etc.; l'école allemande avec Lebert(1),
Schrœder, Stehberger, Hecker, etc.; l'école italienne avec Chiara, Berghesio, Martinetti, etc.,
concluent dans le même sens. Tous sont d'avis de
défendre le mariage aux jeunes filles présentant
des signes évidents de tuberculose pulmonaire ou
ayant une prédisposition héréditaire.

Hecker attribue l'aggravation de la tuberculose
à l'affaiblissement de l'organisme dû à l'état gravidique.

Dans sa thèse d'agrégation, en 1880, Gaulard (15), après avoir fait une étude critique de la
phtisie et de ses rapports avec la grossesse, fait
remarquer, très justement, que presque toutes les
affections chroniques comme les cardiopathies,
aiguës comme les pneumonies, ou encore érup-
tives comme la rougeole, la scarlatine, la variole, etc., sont influencées d'une manière très

fâcheuse par la grossesse ; il se demande pourquoi il n'en serait pas ainsi pour la tuberculose, et s'il y a réellement dérivation, comme le prétend Cullen ; pourquoi cette dernière ne se produirait-elle pas aussi dans la pneumonie et autres affections ?

Tarnier et Budin (16) font intervenir, de leur côté, l'anémie, qui accompagne souvent l'état gravidique. Ils admettent que la débilité, jointe à l'hérédité, sont les principales causes de tuberculisation.

Tel est aussi l'avis de Comby (17).

On peut encore citer, à l'appui de la théorie de Mauriceau et de Louis, les observations du Professeur Hergott (18) de Nancy, de Bizouard (19), de Guinsbourgue (20) de Charkow (Russie), de Gibert (21) (de Bordeaux), de Rebière (22), de Queirel (23), la statistique de Proust (24) portant sur cinquante-deux cas recueillis à la Charité de Paris. Ce dernier fait intervenir, en outre des raisons mécaniques, les troubles d'auto-intoxication qui peuvent se manifester par des vomissements incoercibles.

### Théorie intermédiaire.

Quelques auteurs vont jusqu'à préciser le moment où se produit cette aggravation :

Capuron (25) dit, en 1817, dans son *Traité des maladies des femmes,* qu'il survient une exacerbation des symptômes de la phtisie, non pas à un moment quelconque de la grossesse, mais à par-

tir du quatrième ou cinquième mois : amaigrissement, toux, dyspnée augmentent par le fait de
la surproduction de toxines, qui a lieu déjà, normalement, chez la tuberculeuse et est favorisée
par l'état spécial des organes pendant la grossesse.

Gardien partage cette même opinion.

Caresme (26), dans sa thèse sur les *Recherches cliniques*, relatives à l'influence de la grossesse sur la phtisie pulmonaire, dit aussi, à propos
d'une femme tuberculeuse : « Dès le début de la
grossesse, à la toux, se joint l'oppression ; puis,
vers le cinquième mois, tous les symptômes
s'aggravent ; deux mois plus tard, nouvelle exacerbation, et, à l'entrée à l'hôpital, on constate
les signes d'une phtisie au deuxième degré et
d'une bronchite intercurrente des deux bases,
dont l'invasion correspond, sans doute, à la dernière recrudescence de l'affection. »

« Une autre femme, dit Caresme, a des hémoptysies et tousse depuis trois ans ; elle devient enceinte ; les quatre premiers mois se passent sans
complications, mais, à partir du cinquième, la
toux augmente, et il survient plusieurs hémoptysies. »

Gendrin, dans ses leçons cliniques, fait intervenir le bon fonctionnement des voies digestives ; « s'il est conservé chez la femme tuberculeuse qui présente des lésions peu développées,
la marche de la maladie subira un temps d'arrêt,
sinon, il y aura aggravation vers le cinquième
mois. »

Pidoux (27) distingue deux périodes dans la grossesse : la première, hystérico hypocondriaque, toute de spasme et de contraction, pendant laquelle la phtisie est enrayée, muette ; « la femme reste tuberculeuse, mais ne paraît pas phtisique » ; et la seconde, toute de congestion, pendant laquelle l'élément vasculo-sanguin reprend son empire sur l'élément nerveux. Alors, se manifeste l'aggravation.

Peter (28), dans ses *Cliniques médicales*, 1879, dit que les divergences viennent de ce que l'on n'a pas assez, dans cette question de grossesse et tuberculisation, distingué les périodes de la gestation, non plus que celles de la phtisie :

« Quelle que soit la qualité primordiale du sang de la femme, qu'il soit riche ou pauvre en globules, avant la conception, la grossesse est une occasion de pléthore nécessaire, il faut faire du sang pour l'enfant et l'hématoser ; d'où suractivité respiratoire et possibilité de congestion. Une telle nécessité physiologique peut être périlleuse pour une femme malade.

« Au stade de tuberculisation peu avancée, si les fonctions digestives, bonnes jusque-là, restent telles, il est certain que la fluxion vers l'utérus gravide est un dérivatif pour le poumon tuberculeux, et que la maladie subit un temps d'arrêt, ainsi que l'avaient bien dit Cullen, Bordeu, Dugès. Vienne la délivrance, c'est-à-dire la cessation de l'afflux du sang au système utérin, le trop plein vasculaire créé par la gestation se dirigera vers le poumon malade et imprimera une plus

rapide impulsion à l'évolution de la tuberculose.

« Si la tuberculisation est plus avancée dans ses
périodes, la grossesse devient cause d'aggravation, et celle-ci se produira, non pas à un moment quelconque, mais à partir du cinquième
mois, c'est-à-dire à partir de cette époque féconde
en périls par la femme cardiaque, où l'enfant,
devenu plus gros, demande une plus grande
masse de sang maternel.

« La grossesse, qui peut faire se tuberculiser la
lymphatique ou la débile, est malfaisante à la
tuberculeuse. Il ne faut donc pas qu'elle se marie;
ni mariée, qu'elle crée des enfants, qui seront
aussi inutiles à la cité que nuisibles à leur mère. »

Peter, on le voit, est tout aussi exclusif pour la
femme tuberculeuse enceinte, qu'il l'est pour la
cardiaque, celle atteinte de rétrécissement mitral, en particulier, et à laquelle s'applique cet
aphorisme bien connu :

Fille, pas de mariage; femme, pas d'enfant;
mère, pas d'allaitement.

### Théorie éclectique.

De nos jours, la plupart des auteurs sont bien
moins exclusifs. Ils admettent, en effet, que, si le
plus souvent il se produit une aggravation, il est
des cas où l'on peut observer une évolution lente
ou une amélioration incontestable.

Reprenant une ancienne opinion de Portal (29) qui disait, en 1792 : « Si une femme devient enceinte au début d'une tuberculisation, celle-ci diminue, se calme ; mais si la phtisie est à une période avancée, l'issue fatale peut être accélérée. » Hérard, Cornil et Hanot (30) rapportent des cas, les uns d'aggravation, les autres d'amélioration. Ils ont observé un certain nombre de femmes chez lesquelles la maladie avait débuté pendant le cours de la grossesse, et d'autres chez lesquelles la grossesse a été postérieure au développement de la phtisie.

« Chez ces dernières, généralement, surtout quand la prédisposition héréditaire existait, ou encore sous l'influence de causes débilitantes, l'affection a suivi sa marche ordinaire plutôt accélérée que ralentie. »

Chez une seule d'entre elles, les symptômes ont paru visiblement enrayés par la grossesse, quoique l'hérédité tuberculeuse fût manifeste.

Ces auteurs concluent donc que, dans la grande majorité des cas, la grossesse, loin d'enrayer la tuberculose pulmonaire, accélère sa marche ; mais « il faut reconnaître que, quelquefois, la maladie n'est influencée ni en bien, ni en mal ; et que même, dans un petit nombre de cas, les symptômes paraissent manifestement arrêtés ».

« L'accouchement et l'état puerpéral exercent une influence fâcheuse sur la marche de la phtisie.

« Ce résultat s'explique lorsqu'on réfléchit à la rapidité avec laquelle les phlegmasies se développent et marchent à la suppuration dans l'état puerpéral. » « Une circonstance qui, d'ailleurs, peut encore aggraver le pronostic après l'accouchement, c'est que souvent, à ce moment, les organes génitaux sont envahis par les granulations et les inflammations tuberculeuses, » ainsi que l'a démontré dans sa thèse inaugurale le Professeur Brouardel (31).

Le Professeur Pinard (32) fait remarquer (Préface aux *Leçons de clinique obstétricale* du Professeur Queirel) que, chez les femmes prédisposées, « la puerpéralité ne provoque jamais par elle-même l'apparition de la tuberculose, le début de la maladie pouvant coïncider avec la puerpéralité sans être causé par elle. Et il donne un exemple de la résistance de certains organismes à la bacillose, en citant le cas d'une de ses clientes, née de parents tuberculeux, qu'il vient d'assister pour la sixième fois, et dont tous les enfants, allaités par elle, sont vivants. Cette femme est bien portante. Or, elle est la plus jeune de trois sœurs. Les deux aînées sont mortes tuberculeuses et célibataires ! »

Cette opinion du Professeur Pinard est confirmée par une statistique faite dans sa clinique, par Kania (33), en 1904, et de laquelle il résulte que sur six cent treize femmes, prédisposées par hérédité tuberculeuse, treize seulement ont présenté des symptômes de phtisie pulmonaire nettement imputables à la puerpéralité.

Certaines de ces femmes avaient eu des hémoptysies, des pleurésies, et leurs lésions étant restées à l'état latent, ou ayant disparu, on ne put cons-

tater ces lésions au moment de leur accouchement; dix-sept de ces femmes cohabitent avec des
maris tuberculeux et restent indemnes, une d'entre elles accouche pour la quatorzième fois et
nourrit quelque temps tous ses enfants (trois
membres de sa famille sont morts de tuberculose).
Les grossesses répétées ne suffisent pas pour tuberculiser les femmes prédisposées, dit encore
Kania, émettant, on le voit, une opinion absolument contraire à celle de Dubois, qui disait : « Si
une femme menacée de phtisie se marie, elle
pourra bien résister à un premier accouchement,
difficilement à un deuxième, jamais à un troisième. »

A l'appui de son opinion, Kania mentionne
l'observation de seize femmes qui, devenues enceintes en allaitant, restent bien portantes, et
certaines de ces femmes allaitent jusqu'à quinze
enfants ! sans devenir malades.

Mercier (34) disait, dix ans plus tôt :

1° La tuberculose débute rarement au cours
d'une première grossesse.

2° Certaines femmes prédisposées ne deviennent tuberculeuses qu'après une série de grossesses : la grossesse n'est donc pas cause déter-
minante de la tuberculose.

Il disait, en outre :

3° Il n'est pas rare de voir une tuberculeuse
avoir des grossesses réitérées : la tuberculose
n'est donc pas directement aggravée par la grossesse.

Le Professeur Vinay (35), dans son *Traité des*

*maladies de la grossesse et des suites de cou-*
*ches,* 1894, dit que, si dissemblables que paraissent les quatre théories émises, elles contiennent
toutes une part de vérité.

La phtisie pulmonaire présente des variétés si
grandes, dans ses manifestations cliniques, qu'on
trouve, de temps à autre, des cas particuliers qui
plaident en faveur de l'une ou de l'autre de ces
différentes théories. L'erreur de beaucoup de médecins a été de considérer la grossesse et la tuberculose comme « deux abstractions, comme
des facteurs toujours identiques dont l'action se
produisait dans un sens uniforme ».

« Dans la grande majorité des faits, l'aggravation est évidente, incontestable, mais elle n'est
pas la règle absolue, et il serait inexact de croire
que toute tuberculose pulmonaire est aggravée
par la grossesse. »

L'auteur a vu quelques femmes, manifestement
tuberculeuses, supporter parfaitement leur grossesse et leur accouchement sans qu'il advînt rien
de fâcheux du côté de l'état général ou de l'état
local.

Dans les formes chroniques de la tuberculose
qui restent compatibles avec un état général satisfaisant (17), il peut se produire une amélioration
véritable du fait de la gestation. Ces femmes met-
tent, quelquefois, au monde des enfants vigou-
reux, d'un poids supérieur à celui de la moyenne.
Il convient cependant, avec Dubois (36), que les
grossesses répétées sont à redouter par-dessus
tout. C'est aussi l'opinion de Grancher (37), qui

admet que la grossesse pourra évoluer avec amélioration apparente et temporaire lorsque la tuberculose est peu avancée ; mais les grossesses successives accélèrent la marche des lésions.

La grossesse a une influence néfaste dans les
cas de tuberculose avancée.

Pour Bernheim (38), comme pour Kania, la grossesse ne provoque pas fatalement la tuberculose
chez les prédisposées, et ne réveille pas une tuberculose à forme torpide.

Il admet, cependant, que chez les prédisposées
la bacillose a d'autant plus de chances de se déve-
lopper que la femme est plus jeune, d'où « indication de ne jamais marier trop tôt les jeunes filles
dont la débilité ferait craindre une invasion bacillaire ultérieure ».

Avec Dubois, Grancher, Vinay, il craint l'influence des grossesses successives.

Ribemont-Desaignes et Lepage (39), partageant
l'opinion de Hérard, Cornil et Hanot, du Professeur Pinard, disent que la grossesse peut évoluer
sans aggravation de la tuberculose, si le bon fonctionnement des voies digestives est conservé.

Ils admettent, cependant, que, chez une femme
prédisposée à la bacillose, la grossesse et surtout
les grossesses répétées facilitent singulièrement
l'apparition et l'évolution de la tuberculose pulmonaire.

L'opinion du Professeur Bonnaire, émise au
dernier Congrès de la Tuberculose (1905), est
aussi que la tuberculose, suivant les degrés et la
résistance des sujets, est améliorée momentané-

ment, reste stationnaire ou est aggravée d'emblée, pendant la puerpéralité et ses diverses étapes.

Pour lui encore, l'intégrité des fonctions digestives joue un rôle important.

« Les tuberculoses torpides sont celles qui échappent le plus aisément à l'action de la puerpéralité.

« Les tuberculoses fermées ou récemment ouvertes reçoivent un coup de fouet, sous forme de ramollissement, d'infiltration progressive ou rapide à type broncho-pneumonique, ou encore de généralisation granulique à l'appareil respiratoire ou à l'organisme entier.

« La mort ne survient que rarement au cours de la grossesse même, à la suite d'une hémoptysie ou par œdème de la glotte. Les tuberculeuses meurent généralement accouchées, l'enfant étant viable ou non.

« Chez les prédisposées par hérédité, la puerpéralité semblerait devoir constituer par elle-même un appel à la tuberculose, si on songe aux modifications d'ordre gravidique : chloro-anémie, augmentation de la déperdition des phosphates, déchloruration, déminéralisation en quelque sorte. Or, la réalité des faits ne répond pas à cette conception théorique. Comme Pinard et Kania, le Professeur Bonnaire est frappé de la rareté des cas de tuberculose apparaissant au cours de la grossesse, eu égard au grand nombre de femmes prédisposées, par hérédité ou indigence, qu'il a pu trouver à l'hôpital. »

La raison de cette immunité échappe. Le Professeur Bonnaire pense que l'influence préservatrice prend fin avec la grossesse et que les suites de couches et l'allaitement comportent un rôle inverse au premier.

Favre (Thomas), élève de Bonnaire, qui a réuni vingt-neuf observations recueillies à la Maternité de Lariboisière, est partisan de la théorie éclectique.

Il dit :

L'état stationnaire de l'infection est fréquent (21), l'aggravation n'est pas certaine, mais le travail de l'accouchement et l'allaitement peuvent être préjudiciables à la bacillaire.

Ses observations concernent des femmes tuberculeuses à des degrés différents, et il constate :

Deux morts quelques jours après l'accouchement de femmes atteintes au troisième degré.

Trois malades repassées en médecine avec un mauvais état général, et

Deux sorties dans le même état.

Les autres ont toutes eu des suites de couches normales, c'est-à-dire que la grossesse paraît n'avoir accéléré la marche de la maladie que chez les tuberculeuses arrivées à la dernière période ; mais, dit Favre (Thomas), ce sont là des observations de femmes pauvres ; les résultats seraient meilleurs dans la classe aisée. Reiche (42) partage la même opinion ; il démontre qu'avec des lésions au début, traitées énergiquement, le mariage n'exerce pas d'influence fâcheuse.

Sur soixante-dix-huit femmes atteintes de tuberculose confirmée et ayant accouché, le plus grand nombre (sauf seize) était en bonne santé apparente,

« En ce qui concerne l'aggravation des symptômes, quand la maladie débute pendant la grossesse, il est spécial de constater une toux plus fréquente dans les mois qui précèdent l'accouchement. »

Il ajoute : « Avant de permettre le mariage, il faut prendre en considération le temps écoulé depuis les manifestations progressives. »

Il estime, avec Cornet, que deux à trois ans suffisent.

Le Professeur Rénon (43), dans le *Journal des Praticiens* (3 février 1906), après avoir reconnu, avec les partisans de la théorie éclectique, qu'il ne fallait pas négliger d'envisager les formes de la maladie, émet :

1º Que souvent on observe un arrêt de la tuberculose pendant la grossesse ; 2º que la déchéance et la fin rapide surviennent toujours après l'accouchement.

Il cite, à l'appui de son opinion, le cas d'une jeune secondipare, qui, ayant eu une bronchopneumonie dans l'enfance et une pleurésie dans l'adolescence, ne présente aucune manifestation tuberculeuse pendant sa première grossesse.

Quelques mois après l'accouchement, on constate à l'auscultation les signes du deuxième degré. Une deuxième grossesse survient deux ans après ; la tuberculose, qui est arrivée à la dernière période, paraît améliorée au début, cette amélioration n'est qu'apparente, et est, dans le dernier mois, suivie d'une aggravation qui fait porter un pronostic fatal.

Chambrelent (44), de Bordeaux, a étudié par l'*expérimentation* l'influence de la gestation sur la marche de la tuberculose pulmonaire. Il a fait trois séries d'expériences dans lesquelles, chaque fois,

3 lapines, en état de gestation,

et 2 animaux témoins,

ont reçu en même temps dans la veine auriculaire 1 centimètre cube de culture tuberculeuse.

Les trois premières lapines ont avorté au bout de quelques jours et sont mortes, ainsi que les animaux témoins, de trois à six semaines après l'inoculation, l'une des lapines pleines ayant eu une survie supérieure de onze jours à celle de tous les autres animaux. Les deux autres séries d'expériences, faites dans les mêmes conditions, ont donné des résultats identiques, les animaux témoins étant morts, sauf un, avant les femelles qui avaient été inoculées en état de gestation.

Il résulte, de ces expériences, que l'influence de la gestation et de la parturition n'a pas eu une action très marquée sur la marche de l'infection tuberculeuse.

Un fait constant a été l'interruption de la gestation sous l'influence de l'infection tuberculeuse, 8 fois sur 10 dans ces expériences. Mais celle-ci agissant par la voie sanguine, et généralisée dans le cas particulier, est distincte au point de vue de ses effets de ce que l'on peut observer dans les cas de tuberculose pulmonaire évoluant chez une femme enceinte. Après l'avortement, l'infection a paru prendre une marche plus rapide.

Etant donné ces divergences d'opinion, il semble qu'il soit intéressant de recueillir et de commenter le plus grand nombre de cas afférents à cette question. C'est ce que nous avons essayé de faire à Toulouse.

# DEUXIÈME PARTIE

## Etude de l'influence réciproque de la Tuberculose et de la Puerpéralité.

---

# OBSERVATIONS

RECUEILLIES A LA CLINIQUE D'ACCOUCHEMENTS ET A LA
MATERNITÉ

Pendant les années 1895-1905.

*ET OBSERVATIONS INÉDITES*

Les observations suivantes peuvent être ainsi classées :

1° Evolution rapide de la tuberculose pendant la grossesse.

2° Apparition des symptômes de tuberculose pulmonaire au cours de la grossesse.

3° Evolution lente de la tuberculose pulmonaire pendant la grossesse et après l'accouchement.

4° Amélioration de la tuberculose pendant la grossesse.

5° Cas suspects de tuberculose pulmonaire.

6° Cas de tuberculose locale non pulmonaire.

## Femmes atteintes de tuberculose pulmonaire.

### ÉVOLUTION RAPIDE DE LA TUBERCULOSE PENDANT LA GROSSESSE.

Les partisans de la théorie de l'aggravation nous disent que la tuberculose évoluera avec une rapidité toute spéciale au cours de la grossesse.

Certaines des observations que nous avons recueillies sembleraient confirmer cette opinion.

## OBSERVATION I<sup>re</sup> *(Résumée).*

(N° 3 de l'année 1900. — Clinique d'accouchements).

**Aggravation de la tuberculose chez primipare. Mort quatorze jours après l'accouchement.**

La nommée X..., âgée de trente-un ans, primipare.

*Antécédents héréditaires.* — Pas d'antécédents héréditaires.

*Antécédents personnels.* — Pas d'autres antécédents personnels, jusqu'à vingt-huit ans, qu'une chloro-anémie persistante.

A vingt-huit ans, scorbut, bronchite (?) qui a persisté depuis cette époque.

*Grossesse.* — Très mauvaise. Exagération des troubles gravidiques. Céphalée intense. Vomissements. Fièvre pendant toute la durée de la grossesse. Toux quinteuse avec expectoration.

*Accouchement.* — Prématuré au huitième mois. Sans complications immédiates.

*Suites de couches.* — Fébriles. Maximum, t. 39°,2. Mort le quatorzième jour (Infection tuberculeuse généralisée).

L'autopsie n'a pas été faite.

*Enfant.* — Pesant, à la naissance, 2,300 grammes. Mort le septième jour de sclérème généralisé.

De cette observation de femme tuberculeuse morte par infection généralisée quatorze jours après l'accouchement, nous pouvons rapprocher la suivante de Weil (1) qui concerne :

« Une jeune primipare de vingt ans dont la tuberculose, au début, paraissait améliorée avant la grossesse. Celle-ci n'arrive pas à terme. L'accouchement prématuré a lieu à six mois, et, quelques heures après, malgré les précautions antiseptiques, des symptômes d'infection puerpérale surviennent ; l'état s'améliore quelques jours après, mais la fièvre persiste, et la mort survient trois mois après, sans aggravation appréciable des lésions pulmonaires et sans symptômes nouveaux. »

Weil pense qu'il faut incriminer, dans ce cas, non pas une aggravation banale de tuberculose, mais « une véritable mobilisation de bacilles », suivant l'expression de Doléris ; et il ajoute que « lorsqu'il survient, après l'accouchement, des symptômes d'infection chez une tuberculeuse, il faut, avant d'incriminer les lésions puerpérales, songer à la possibilité de lésions tuberculeuses.

De tels accidents, dit-il encore, sont de la plus grande gravité.

(1) *Bulletin Médical,* 1er mai 1901.

## OBSERVATION II

(N° 19 de l'année 1905. — Clinique d'accouchements).

**Complication de spléno-pneumonie, au septième mois de la grossesse, chez tuberculeuse secondipare. Mort le lendemain de l'accouchement prématuré.**

La nommée G..., vingt-quatre ans, secondipare.

*Antécédents héréditaires.* — Mère morte phtisique à quarante-deux ans.

*Antécédents personnels.* — Nourrie au sein.
Pas de maladies de l'enfance, mais chloro-anémie depuis dix-huit ans. Fluxion de poitrine (?) à vingt-trois ans. Toussait depuis.

*Première grossesse.* — Bonne. Accouchement à terme. Enfant vivant.

*Deuxième grossesse.* — (Les renseignements manquent, la malade étant entrée à la Clinique dans un état assez grave). Elle a un peu de fièvre (t. 37°,8), de la tachycardie (p. 140) et une dyspnée intense (35 mouvements respiratoires à la minute). Elle accuse, en outre, un point de côté assez violent.

*Signes stéthoscopiques.* — A la percussion, la matité est absolue dans toute la hauteur du thorax (côté droit) et en arrière, et l'auscultation décèle la présence d'un souffle intense aux deux temps de la respiration, plus prononcé dans la zone avoisinant la région scapulaire et de nombreux râles fins crépitants disséminés dans la zone hépatisée. Il y a, en outre, de l'œgophonie.

(Ventouses scarifiées. Théobromine. Kermès. Quinine et antipyrine. Alcool. Lait).

*Accouchement.* — L'accouchement prématuré se produit dès le lendemain de l'entrée, et l'état reste très grave, les deux jours suivants, avec température normale (t. 37°), tachycardie (p. 160), dyspnée très intense (mouvements respiratoires, 37 à la minute) et la mort survient le 25 janvier, trois jours après l'entrée à la Clinique.

L'enfant, né au septième mois, pèse 1,750 grammes et meurt le même jour que sa mère.

## OBSERVATION III

(Due à l'obligeance de M. le Professeur Baylac).

**Evolution rapide, à partir du deuxième mois de la grossesse, d'une tuberculose latente depuis trois ans. Complication de tuberculose laryngée. Mort quarante jours après.**

*Antécédents héréditaires.* — Père et mère bien portants. Sœur morte à vingt-cinq ans de tuberculose pulmonaire (n'habitait pas avec sa famille).

*Antécédents personnels.* — Nourrie au sein par une nourrice bien portante. Réglée à treize ans, et toujours régulièrement. Bonne santé habituelle jusqu'à l'âge de dix-neuf ans.

A dix-neuf ans, bronchite aiguë suivie de congestion pulmonaire tuberculeuse, limitée au sommet du poumon gauche.

Sous l'influence du repos, de la suralimentation et du traitement par les préparations arsénicales et créosotes (lavements de créosote), il se produit une amélioration assez rapide : augmentation de poids de 5 kilogrammes.

A vingt-deux ans, nous sommes consulté pour savoir si elle peut se marier. Malgré une bonne santé apparente, malgré la disparition à peu près complète des symptômes pulmonaires, nous conseillons l'ajournement du mariage.

Notre conseil n'est pas suivi : le mariage a lieu. Peu de temps après, grossesse. Dès le deuxième mois de la grossesse, amaigrissement notable, réapparition de la toux, de l'expectoration, vomissements fréquents. Au sixième mois, la bronchite se complique de laryngite. Nous voyons la malade dans le courant du septième mois ; elle est méconnaissable : aphonie à peu près complète, toux incessante, traces d'albumine dans les urines, œdème au niveau des malléoles.

L'auscultation fait constater des râles humides aux deux sommets.

L'accouchement a lieu prématurément vers le milieu du huitième mois ; l'enfant, qui pèse 2,100 grammes, est confié à une nourrice. Malgré les soins les plus minutieux, il succombe, au bout de deux mois, à de l'athrepsie.

De son côté, la mère, dont les suites de couches n'avaient rien présenté d'anormal, après une amélioration passagère de quelques jours, durant lesquels la toux et la dyspnée ont été calmées et l'appétit sensiblement augmenté, succombe, quarante jours environ après l'accouchement, à une forme aiguë de tuberculose pulmonaire.

## OBSERVATION IV

(Due à l'obligeance de M. le Professeur BAYLAC).

**Tuberculose pulmonaire latente depuis trois ans. Evolution rapide dès le troisième mois de la grossesse. Mort deux mois après l'accouchement.**

*Antécédents héréditaires.* — Père bien portant. Mère morte phtisique à trente-cinq ans. Un frère et une sœur en bonne santé.

*Antécédents personnels.* — Nourrie au sein par une nourrice.

Pas de maladies de l'enfance ni de l'adolescence. Réglée à quatorze ans et demi.

A seize ans, anémie très accusée avec dyspnée d'effort et toux quinteuse.

Nous voyons la malade pour la première fois à seize ans et demi ; nous constatons la présence de craquements au sommet gauche : expectoration purulente peu abondante, mais contenant le bacille de Koch ; amaigrissement notable et inappétence.

*Traitement.* — Pointes de feu. Cures d'air à Arcachon (ville d'hiver). Suralimentation. Injections sous-cutanées de cacodylate de soude.

Sous l'influence de ce traitement, poursuivi pendant trois ans, il se produit une amélioration légère et une augmentation sensible de forces. Les craquements persistent, néanmoins, ainsi que la toux et l'expectoration.

A dix-neuf ans, la malade, qui, depuis le début de la maladie, a augmenté de 7 kilogrammes, est considérée par sa famille comme complètement guérie.

Malgré nos conseils, elle se marie. Peu de temps après, elle devient enceinte et, vers le troisième mois de la grossesse, réapparaissent la toux, l'expectoration avec de la fièvre, de l'anorexie, et un amaigrissement progressif.

Elle ne peut conduire sa grossesse à terme : elle accouche au huitième mois d'un enfant chétif qui succombe à quatre mois, et elle-même succombe deux mois après son accouchement, à de la phtisie pulmonaire.

Ainsi donc, aggravation de la tuberculose dès les premiers mois de la grossesse, chez ces malades qui, toutes deux, se marient jeunes et avant la disparition complète des symptômes pulmonaires : vomissements, amaigrissement sont suivis chez elles d'une recrudescence de la toux et de l'expectoration, ce qui n'est pas fait pour nous surprendre ; l'intégrité des fonctions digestives n'étant pas conservée, l'anémie gravidique s'exagère, et il survient une exacerbation de la maladie première, une aggravation des lésions pulmonaires. Les bacilles plus virulents s'attaquent au larynx chez la malade de l'observation IV, et l'on sait avec quelle rapidité évolue la phtisie laryngée au cours de la puerpéralité (Bonnaire).

## OBSERVATION V

(De M. le Docteur Poux).

**Evolution rapide de la tuberculose, chez une femme primipare de vingt-un ans, pendant la grossesse et après l'accouchement. Fracture spontanée de côte au quatrième jour des suites de couches.**

M^lle X..., primipare de vingt-un ans, ne présente rien de particulier au sujet de ses antécédents héréditaires. Son père et sa mère vivent et se portent bien ; ses grands parents sont morts âgés.

Quant à ses antécédents personnels, elle a été nourrie au sein et a marché à dix mois. Réglée à onze ans et régulièrement, elle n'a eu qu'une suspension de la menstruation de trois mois, vers l'âge de quinze ans, à la suite d'une vive frayeur. Pas de maladie dans sa première enfance; mais, à neuf ans, elle a une fièvre typhoïde légère, et à seize ans, une pneumonie suivie d'une pleurésie, à la suite de laquelle elle reste trois mois au lit. Après cela, M^lle X... se remet bien et paraît jouir d'une bonne santé jusqu'au mois de septembre 1903, où tout à coup elle perd l'appétit, maigrit et ressent une fatigue générale, en même temps que ses règles se suspendent. Vers le 20 octobre, apparaissent des vomissements. D'abord au réveil, puis dans le courant de la journée, après les repas, et même en dehors d'eux, de telle sorte qu'à un moment donné, la malade ne garde presque rien et dépérit davantage ; elle a aussi, à ce moment, du ptyalisme. Un premier médecin consulté croit au ténia et institue un traitement *ad*

*hoc*, qui n'a pour effet que de fatiguer encore l'estomac de la malade ; comme celle-ci a alors un peu de
diarrhée, il porte en second lieu le diagnostic de
gastro-entérite et présente la diète hydrique ; enfin,
il finit par affirmer l'existence d'un cancer de l'estomac ! Jamais, à aucun moment, ce dernier ne parle de
tuberculose.

Une vingtaine de jours plus tard, la malade est
vue par un médecin consultant, professeur agrégé de
la Faculté. Celui-ci trouve M^lle X... dans un état de
délabrement complet, il recommande une alimentation soignée, et prescrit un traitement reconstituant :
Lécithine, arséniate de soude, vin phosphaté, etc., etc.
Songe-t-il à ce moment à un début de tuberculose ?
Cela est possible, mais il ne prononce pas le mot...,
et ne dit rien à ce sujet à la mère de la jeune fille
(celle-ci, d'ailleurs, ne toussait pas encore à cette
époque). Les vomissements continuent, quoique
moins abondants et moins répétés, et, somme toute,
à cause de cela, l'état général de la malade change
peu. En janvier, M^lle X... commence à tousser ; elle
est vue à la fin de ce mois par un troisième confrère qui s'aperçoit qu'il existe une grossesse ; il émet
l'avis que tous les malaises passés doivent être rat-
tachés à la grossesse et disparaîtront avec elle. Celui-ci, non plus, ne parle nullement de tuberculose,
et s'il porte un pronostic sévère au sujet du développement du fœtus, il est optimiste au sujet de la
mère.

Je suis appelé, moi-même, à voir la malade,
le 10 mars 1904. Depuis la fin de janvier, les symptômes se sont un peu modifiés, la malade ne vomit
plus ou presque plus, mais elle a encore maigri, elle
tousse beaucoup et commence à cracher ; de plus,

elle a des sueurs nocturnes abondantes et se plaint de ressentir, la nuit, une chaleur désagréable. L'auscultation permet de percevoir des craquements humides au sommet gauche et des gazouillements au sommet droit, au niveau duquel il existe constamment déjà une caverne. Les deux poumons, d'ailleurs, sont infiltrès du haut en bas ; il y a de la matité, l'inspiration est moins ample qu'à l'état normal, l'expiration prolongée, et on perçoit par-ci par-là quelques râles fins pris dans toute la hauteur.

Vu l'état de la malade et considérant aussi son état de grossesse, je porte le pronostic très sombre qui ne manque pas de surprendre énormément la mère de la jeune malade, et celle-ci m'affirme alors qu'aucun des confrères qui avaient vu sa fille ne lui avaient laissé envisager un avenir aussi noir. Ayant accepté de surveiller M<sup>lle</sup> X..., comme accoucheur seulement, je demande à voir le dernier confrère qui a donné ses soins à la malade et qui n'a pas examiné celle-ci depuis janvier. Ce confrère est tout surpris des changements survenus dans l'espace de ces deux mois dans les poumons de la malade ; il accepte parfaitement mon diagnostic de tuberculose au troisième degré, qui ne pouvait plus faire l'ombre d'un doute, et partage ma manière de voir au sujet du pronostic. Dès ce jour, nous donnons nos soins de concert à la jeune malade.

Au point de vue de la grossesse, voici les renseignements que donnait l'examen fait le 10 mars :

Dernières règles, du 10 au 12 septembre 1903.

Première apparition des mouvements actifs passée inaperçue.

Au palper, le fond de l'utérus remontait à deux travers de doigt au-dessus de l'ombilic, la tête était

en bas, petite et mobile au-dessus du détroit supérieur; les battements du cœur étaient perçus à gauche et au-dessous de l'ombilic.

M^{lle} X... était donc enceinte d'environ six mois, et
en admettant que la grossesse ne soit pas interrom-
pue, elle devait accoucher du 17 au 23 juin.

L'urine était normale, mais surchargée de phosphates.

Malgré tous nos soins et tout notre zèle, l'état général de la malade ne s'améliore pas, et, bien que
les vomissements aient complètement disparu, l'alimentation reste fort difficile, car M^{lle} X... a un dé-
goût presque invincible pour la nourriture, et ce
n'est qu'à force d'insister que nous arrivons à lui faire
absorber, tous les jours, un peu de jus de viande, du
lait et quelques œufs. Elle tousse et crache toujours
beaucoup, et la portée de ses lésions tuberculeuses
suit une marche rapide et continue, et on assiste
pour ainsi dire à la formation de ses cavernes qui
grandissent de jour en jour.

L'accouchement se produit avant terme, et les premières douleurs apparaissent le samedi 16 avril,
c'est-à-dire deux mois trop tôt ; le travail se pour-
suit régulièrement et M^{lle} X... accouche en dix-sept
heures d'un fœtus malingre et chétif qui pèse
1,750 grammes. La délivrance est également normale, l'utérus se rétracte bien et la quantité de sang
perdu n'est pas supérieure à celle normale.

Le soir de l'accouchement, la température est normale, alors que les jours précédents il y avait tous
les soirs de la fièvre; mais, le lendemain matin, la fièvre
recommence, fièvre rémittente avec exaspération vespérale, variant de 37°,8 à 39°,5. Malgré cette température, la régression utérine se fait régulièrement, rapi-

dement même, et les lochies conservent leur couleur
et leur odeur normales. La montée de lait se fait le
troisième jour, mais la tension du côté des seins est
faible et la poussée congestive de courte durée.

A partir de l'accouchement, il ne se produit aucune
sédation des phénomènes pathologiques ; au contraire,
même, il y a aggravation : la toux devient quinteuse et
incessante, sans qu'aucun médicament puisse arriver
à la calmer ; l'oppression est intense et empêche tout
sommeil ; de plus, à partir du quatrième jour des suites de couches, la malade accuse une douleur très
vive du côté gauche de la poitrine, elle ne peut plus
se coucher sur ce côté ni se coucher du tout, car la
respiration est impossible dans cette position, et, pour
calmer cette douleur, elle est obligée de tenir constamment la main appuyée sur son côté. Un examen attentif
permet de se rendre compte qu'il existe en cet endroit
de la douleur localisée au point d'union du tiers antérieur avec les deux tiers postérieurs de la dixième côte ;
il existe, de plus, de la crépitation avec mobilité anormale et chevauchement, rendant évident le diagnostic
de fracture du tiers antérieur de la dixième côte.

L'état général décline de jour en jour, la consomption fait des progrès rapides, et enfin, la malade, arrivée au dernier degré de la cachexie, succombe le
12 mai dans la matinée, pas tout à fait un mois
après son accouchement.

L'enfant, du poids de 1,750 grammes, mis en couveuse et confié à une nourrice, diminue d'abord de
400 grammes dans les premiers jours, puis son poids
se relève un peu et il semble un moment qu'on va
pouvoir réussir à l'élever, mais l'illusion n'est pas de
longue durée, bientôt le poids baisse de nouveau, un
peu de diarrhée apparaît, quelques crises de cyanose

surviennent et, malgré tous les soins donnés, la mort arrive une quinzaine de jours après celle de la mère.

Cette observation semble confirmer les idées émises par le Professeur Gaulard dans sa thèse d'agrégation de 1880, idées acceptées par Tarnier et défendues également plus récemment en 1903, dans la thèse de Proust, à savoir : que la grossesse vient donner un coup de fouet à la phtisie et précipite sa marche. La grossesse pourrait hâter l'apparition de la maladie chez des femmes prédisposées et imprimer à celle-ci un caractère vraiment *malin*. Dans le cas particulier que nous rapportons et en considération de graves lésions présentées par la malade, il est difficile d'admettre que l'affection ait débuté avec la grossesse; toutefois, elle était suffisamment latente pour ne pas révéler son existence et passer inaperçue à l'examen de plusieurs médecins, tandis que, une fois la grossesse confirmée et sous l'influence de la dénutrition amenée par des vomissements qui, à un moment donné, prennent tous les caractères de vomissements graves, elle subit une poussée aiguë et alors elle brûle pour ainsi dire ses différentes étapes, et, en quelques mois, elle entraîne la consomption et la mort de la malade.

Proust fait, à ce sujet, une distinction entre les femmes jeunes et les femmes d'un certain âge atteintes de tuberculose. D'après lui, chez celles-ci, c'est-à-dire au-dessus de trente ans, la grossesse exercerait une action moins néfaste qu'aux environs et au-dessous de vingt ans.

Mon observation présente une seconde particularité digne d'être signalée : c'est la fracture de côte qui apparaît au quatrième jour des suites de couches

sur un os qui, jusque-là, avait paru normal et sur
lequel il semble qu'on ne puisse retrouver aucun des
signes d'une ostéite quelconque. Il s'agit donc ici de
ce que l'on appelle une fracture spontanée par effort
musculaire. Ces fractures de côtes par effort musculaire dont nous avons vu un autre cas en 1894, à l'époque où nous étions moniteur à la Clinique de la rue
d'Assas, et qui fit le sujet d'une leçon clinique de
Tarnier, sont une rareté. « Malgaigne, dans son *Traité*
« *des fractures*, dit à ce propos Tarnier, rassemblant
« tout ce qui avait été publié dans la littérature fran-
« çaise et étrangère, tant chez l'homme que chez la
« femme, ne rapporte que huit cas de fracture de
« côte par effort musculaire. Plus près de nous, Pau-
« let, dans son article fracture de côte, du *Dictionnaire*
« *encyclopédique des sciences médicales*, n'a pu ajouter
« que six nouveaux cas aux huit de Malgaigne. Or,
« parmi ces quatorze cas, un seul, publié en 1855, par
« M. Hérard, a trait à une femme enceinte de sept
« mois et chez laquelle, à la suite d'un effort de toux,
« survint une fracture de côte. M. Chauvin, dans sa
« thèse de 1880, en rapporte un deuxième cas ; la femme
« observée à la Clinique de la rue d'Assas, en 1894,
« viendrait encore se placer à côté des deux autres
« et ferait le troisième cas de fracture spontanée de
« côte observé chez une femme enceinte! »
Depuis, Mazeillé, cité dans le *Traité de chirurgie*
Duplay-Reclus, arrive au chiffre de 17 ; mais nous
n'avons pas eu connaissance de nouveaux cas signalés
chez la femme enceinte ou récemment accouchée ; à
ce titre, notre observation méritait d'attirer l'attention.

Nous nous abstiendrons de commenter cette observation, M. le Docteur Poux l'ayant fait lui-même avec le
plus grand soin ; nous lui savons infiniment gré de

nous l'avoir communiquée avant de la publier (comme cas rare de fracture spontanée de côte).

Notons, seulement, en ce qui concerne les rapports avec notre thèse, l'influence qu'a pu avoir sur cette aggravation de la tuberculose pendant la grossesse, la peine morale éprouvée par cette jeune malade, ce qui justifierait une fois de plus l'opinion émise par Mead dont Lorry publia une édition latine en 1765, opinion soutenue en France par Laennec, Peter, par Bergonier, et confirmée par les recherches scientifiques de Marcé et de M. Ch. Robin.

## OBSERVATION VI

(N° 219 de l'année 1905. — Clinique d'accouchements).

**Aggravation de la tuberculose par la grossesse chez primipare. Mort six mois et demi après.**

Antoinette X..., primipare, dix-huit ans et demi.

*Antécédents héréditaires.* — Pas d'antécédents héréditaires.

*Antécédents personnels.* — Nourrie au sein. Réglée à douze ans irrégulièrement. A eu, à dix-sept ans, une bronchite suspecte. Elle tousse depuis cette époque et l'amaigrissement est progressif.

*Grossesse.* — Céphalée. Dyspnée très intense pendant toute la grossesse. Fièvre. Sueurs profuses. Enrouement.

A son entrée à la Clinique, on constate que la malade a un facies pâle et qu'elle est très amaigrie; une aphonie presque complète a succédé à l'enrouement.

L'examen des poumons révèle les signes suivants :

*Signes stéthoscopiques.* — Côté droit : Sonorité exagérée en avant. Percussion douloureuse dans la région claviculaire. Matité en arrière dans les fosses sus et sous-épineuses. Submatité à la base. Souffle amphorique au sommet, en avant. Râles muqueux dans les fosses sus et sous-épineuses et dans la région axillaire.

Côté gauche : Sonorité normale en avant et en arrière. Respiration humée. Pas de râles.

*Accouchement.* — L'accouchement a lieu à terme et il ne survient aucune complication.

*Enfant.* — L'enfant, qui pèse 2,700 grammes, est allaité artificiellement ; il pèse 2,550 grammes le huitième jour.

*Suites de couches.* — Elles sont légèrement fébriles ; la malade quitte la Clinique le neuvième jour après l'accouchement. Son état est médiocre.

Il résulte, des renseignements que nous avons recueillis depuis, que la tuberculose s'est encore aggravée dans les mois suivants, et la mort est survenue à la fin de mai dernier, c'est-à-dire six mois et demi après l'accouchement.

L'enfant, allaité par une nourrice, est en ce moment bien portant.

## OBSERVATION VII

(N° 151 de l'année 1904. — Clinique d'accouchements).

**Apparition de symptômes pulmonaires pendant la deuxième grossesse survenue après deux allaitements successifs. Aggravation de la tuberculose après l'accouchement. Sortie le vingt-cinquième jour, en mauvais état.**

Jeanne X..., âgée de (?), secondipare.

*Antécédents héréditaires.* — Père mort phtisique après être resté quatre ans atteint de tuberculose pulmonaire; arthrite tuberculeuse la dernière année (tumeur blanche du coude). Mère bien portante.

*Antécédents personnels.* — Pas de maladies.

*Première grossesse.* — Bonne. Accouchement à terme. Fille bien portante allaitée par sa mère qui prend un second nourrisson au bout de huit mois.

*Grossesse actuelle.* — Est très mauvaise. Toux incessante avec expectoration abondante, amaigrissement. Fièvre. La dyspnée est intense.

*Accouchement.* — L'accouchement a lieu prématurément, au huitième mois.

*Suites de couches.* — Les suites de couches sont fébriles. La température dépasse 41 degrés le vingt-troisième jour; la malade tousse et expectore toujours; l'amaigrissement est très marqué, et il survient de la diarrhée. On institue le traitement approprié et on fait de la suralimentation.

*Enfant.* — L'enfant, qui pèse 1,700 grammes, est allaité artificiellement, dépérit, ne pèse plus que 1,230 grammes, et meurt le vingt-deuxième jour.

Jeanne X... sort le vingt-cinquième jour après l'accouchement; son état général est mauvais.


## OBSERVATION VIII

(N° 15 de l'année 1901. — Clinique d'accouchements).

**Aggravation d'une tuberculose au troisième degré pendant la quatrième grossesse. Sortie sept jours après l'accouchement, en mauvais état.**

La nommée X..., quartipare, âgée de vingt-sept ans.

*Antécédents héréditaires.* — Pas d'antécédents héréditaires.

*Antécédents personnels.* — Réglée à quatorze ans régulièrement. Pas de maladies de l'enfance, mais chloro-anémie (?). Fièvre scarlatine à vingt-cinq ans.

*Première grossesse.* — Bonne. Accouchement à terme. Fille vivante.

*Deuxième grossesse.* — Pathologique (fièvre scarlatine). Accouchement à terme. Fille vivante.

*Troisième grossesse.* — Avortement à trois mois.

*Grossesse actuelle.* — Survient aussitôt après. Les vomissements sont continuels, l'anorexie est complète; la céphalée est intense, et il se produit des épistaxis.

A ce moment survient une toux quinteuse, qui se complique d'hémoptysie au cinquième mois.

La malade rentre en médecine (service de M. le Professeur Mossé) d'où on l'évacue à la Clinique d'accouchements.

A son entrée, on constate qu'elle est très anémiée, elle continue à tousser, et a des sueurs nocturnes profuses. Les extrémités digitales hippocratiques sont caractéristiques ; elle a, en outre, de l'embryocardie.

*Signes stéthoscopiques.* — On trouve, à l'auscultation, des gargouillements et du souffle amphorique au sommet droit et en arrière, et des râles muqueux en avant. Au sommet gauche, des râles humides et des frottements pleuraux à la partie moyenne du poumon avec voussure à ce niveau.

*Accouchement.* — L'accouchement a lieu prématurément à huit mois et demi environ ; il est compliqué de dyspnée intense ; le pouls est dicrote, et il y a de l'hypothermie.

*Suites de couches.* — Dans la semaine suivante, la température oscille entre 37°,5 et 38°,2 ; la malade continue à tousser et à expectorer. Son état général est médiocre, lorsqu'elle quitte la Clinique le septième jour après l'accouchement.

*Enfant.* — L'enfant, qui pèse 2,210 grammes en naissant, meurt le lendemain de faiblesse congénitale.

**Apparition de symptômes de tuberculose pulmonaire au cours de la grossesse.**

Dans certains cas, nous allons le voir, les symptômes de tuberculose pulmonaire ont apparu, soit au cours de la grossesse, soit après l'accouchement.

## OBSERVATION IX *(Personnelle)*

**Tuberculose paraissant avoir débuté à la fin de la sixième grossesse. Evolution en dix-huit mois.**

Mme X..., sextipare, âgée de trente-deux ans.

*Antécédents héréditaires.* — Père mort tuberculeux à soixante ans. Mère et sœur bien portantes.

*Antécédents personnels.* — Pas de maladies de l'enfance, mais « s'enrhumait facilement ».

*Première grossesse* à seize ans. — Normale. Accouchement à terme. Fille bien portante.

*Deuxième grossesse* à dix-huit ans. — Avortement de trois mois (cause ?).

*Troisième grossesse* à dix-neuf ans. — Accouchement à terme. Fille bien portante.

*Quatrième grossesse* à vingt-trois ans. — Accouchement à terme. Fille bien portante.

*Cinquième grossesse* à vingt-cinq ans. — Avortement de quatre mois (cause ?)

M<sup>me</sup> X... a nourri ses trois enfants, qui jouissent, actuellement, d'une excellente santé. Elle-même s'est bien portée jusqu'à la dernière grossesse, survenue à l'âge de trente ans.

*Dernière grossesse.* — Cette grossesse est bonne au début, mais, vers le cinquième mois, survient une toux sèche, espacée d'abord, qui augmente ensuite de fréquence. Il y a fatigue au moindre effort, avec dyspnée peu intense ; toutefois l'œdème des membres inférieurs est très accusé.

La grossesse arrive à terme ; nous voyons la malade qui présente les signes stéthoscopiques du deuxième degré (côté droit). Un peu de submatité seulement à gauche.

*Accouchement.* —L'accouchement n'est suivi d'abord d'aucune complication. M<sup>me</sup> X... allaite son enfant, qui est bien portant, et pèse, en naissant, 3,500 grammes.

*Suites de couches.* — La toux devient quinteuse et pénible ; il y a de la fièvre, de l'insomnie.

M<sup>me</sup> X... cesse l'allaitement, mais la tuberculose pulmonaire suit son évolution lente et progressive, et la malade, malgré tous les soins qui lui sont prodigués, meurt phtisique dix-huit mois après son dernier accouchement, en août 1904.

## OBSERVATION X *(Personnelle)*

(N° 4 de l'année 1905. — Clinique d'accouchements).

**Tuberculose pulmonaire paraissant avoir débuté au cours de la grossesse. Évolution lente. Production de cavernes vingt mois après.**

La nommée Louise X... est une primipare âgée de vingt-trois ans.

*Antécédents héréditaires.* — Mère morte à quarante-huit ans de tuberculose pulmonaire.

*Antécédents personnels.* — Elle a été nourrie au sein jusqu'à dix-huit mois, a mangé en même temps, a marché à trois ans ; réglée à quatorze ans, bien.

A trois ans et demi, tuberculose des ganglions mésentériques. A quatre ans, rougeole.

Pas d'autres maladies jusqu'à quinze ans ; mais, à partir de cette époque, chloro-anémie persistante. Depuis l'âge de dix-sept ans, misère physiologique. La malade a présenté, en outre, un érysipèle de la face et du cuir chevelu à dix-huit ans.

Elle a eu, à vingt-un ans, une première crise de rhumatisme articulaire aigu qui a duré deux mois, et à la suite se sont développées des lésions d'insuffisance mitrale et de rétrécissement mitral.

*Grossesse à vingt-deux ans.* — Bonne, au début ; les vomissements ne durent que les deux premiers mois et l'appétit est conservé jusqu'au septième mois environ.

Une seconde crise de rhumatisme aigu survient à

ce moment, avec fièvre oscillant entre 39 et 40 degrés pendant plusieurs jours.

Louise X..., rentre à la Clinique au septième mois de sa grossesse. Elle a un faciès amaigri, accuse une dyspnée très intense, des palpitations, et se plaint de vives douleurs rénales.

On ausculte le cœur et on constate la présence d'un bruit de souffle à la pointe et au premier temps, et un dédoublement du second bruit ; donc, maladie mitrale.

*Signes stéthoscopiques.* — L'examen des poumons décèle une rudesse de l'inspiration avec expiration prolongée au sommet gauche, et quelques craquements secs, pas toujours perceptibles au niveau de la fosse sus-épineuse ; submatité à la percussion.

En avant, exagération de la sonorité dans la région sous-claviculaire. Rien au sommet droit, sauf une légère diminution du murmure vésiculaire.

L'examen des urines révèle la présence de pus. Les douleurs rénales persistent assez vives et la pollakyurie gravidique est exagérée. On porte le diagnostic de pyélo-néphrite, tuberculeuse probablement. La parturiente présente, en outre, des signes nets de rachitisme : chapelet sterno-costal, incurvation des fémurs et un bassin rétréci qui oblige à provoquer l'accouchement au cours du huitième mois.

Le traitement toni-cardiaque et diurétique institué est suivi d'amélioration.

*Accouchement.* — L'accouchement n'offre aucune particularité.

*Enfant.* — L'enfant, qui pèse 2,280 grammes, est allaité par sa mère et augmente visiblement de poids avant son départ de la Clinique (2,500 grammes au bout de vingt-huit jours).

L'allaitement maternel ne dure qu'un mois, par suite de l'insuffisance et de la mauvaise qualité du lait.

*Suites de couches.* — Les suites de couches sont compliquées d'infection utérine pendant les premiers jours et d'une nouvelle crise de rhumatisme. La malade tousse, a de la fièvre (maximum, t. 38°,8), de la tachycardie (p., 120 à 140) ; les phénomènes cardiaques s'accentuent, et on l'évacue en médecine, vingt-huit jours après l'accouchement. Elle en ressort un peu améliorée. Cinq mois après, se rend à Luchon, d'où elle revient assez bien portante ; mais, ayant repris froid, elle est de nouveau hospitalisée en novembre dernier.

Nous l'avons revue ces jours-ci (fin juin 1906). Son état général est des plus mauvais : l'amaigrissement est excessif, sa faiblesse extrême, la toux incessante avec expectoration nummulaire ; la fièvre est continuelle avec exacerbation vespérale et sueurs nocturnes profuses ; l'aménorrhée est complète depuis l'accouchement.

*Signes stéthoscopiques.* — Côté gauche : L'auscultation décèle la présence de plusieurs cavernes occupant le tiers supérieur du poumon gauche : gargouillements et souffle amphorique avec présence de râles muqueux à la base du même poumon ; douleur continuelle très vive au niveau de l'omoplate.

Côté droit : Du côté droit, la matité est complète, avec craquements humides en arrière dans toute la hauteur du thorax, et, en avant, dans la région sus et sous-claviculaire.

La malade, quoique douée d'une grande énergie, est dans un état d'affaiblissement qui fait prévoir une fin prochaine. Son enfant est mort phtisique à un an.

Cette observation met en évidence trois points :

1° La coexistence de la tuberculose pulmonaire et de lésions mitrales (Potain) ;

2° La coexistence du rachitisme et de la tuberculose (contrairement à l'opinion émise par Trousseau et invoquée par Gübler en faveur de la théorie de l'amélioration).

Enfin, notons comme simple remarque que cette malade offre le type vénitien de Landouzy.

## OBSERVATION XI

(N° 54 de l'année 1900. — Maternité).

**Symptômes de tuberculose pulmonaire ayant apparu au cours de la première grossesse, après pleurésie survenue au sixième mois. Evolution lente.**

Joséphine X..., vingt-deux ans, primipare.

Pas d'antécédents héréditaires ni personnels.

Aucune manifestation scrofulo-tuberculeuse pendant l'enfance. Grossesse bonne jusqu'au sixième mois ; à ce moment survient une pleurésie, qui se manifeste par des frissons, de la toux, un point de côté ; ces symptômes étaient accompagnés d'une légère élévation de température.

La malade s'alite. (Vésicatoires ! Pointes de feu.)

Depuis cette époque, l'amaigrissement est notable, l'appétit médiocre. Le point de côté disparaît, mais la toux persiste, peu fréquente pourtant.

*Signes stéthoscopiques.* — A l'entrée de la malade à la Clinique, au septième mois, on constate au sommet droit ; une augmentation des vibrations thoraciques en avant, sous la clavicule, et une légère submatité à la percussion. En arrière, retentissement dè la voix et quelques craquements secs.

Il persiste, en outre, à la base, une matité correspondant aux huitième, neuvième et dixième espaces intercostaux, indiquant que la résorption de l'épanchement n'est pas complète.

Quelques frottements-râles au niveau de la ligne axillaire.

*Accouchement, suites de couches.* — L'accouchement a lieu prématurément au huitième mois ; la toux persiste, mais il ne survient aucune complication de l'accouchement ni des suites de couches.

*Enfant.* — L'enfant, qui pèse 1,570 grammes à la naissance, meurt le quatrième jour de débilité congénitale.

## OBSERVATION XII

(N° 76 de l'année 1903. — Clinique d'accouchements).

**Tuberculose pulmonaire paraissant avoir débuté pendant la grossesse, mais contamination probable par mère morte phtisique et père tuberculeux. Evolution lente.**

La nommée F..., vingt ans, primipare.

*Antécédents héréditaires.* — Mère morte tuberculeuse. Frère tuberculeux.

*Antécédents personnels.* — Pas d'antécédents personnels, mais a cohabité avec sa mère tuberculeuse, la soignant et partageant le même lit jusqu'à sa mort, qui est survenue quelque temps avant le début de la grossesse.

*Grossesse.* — Evolue normalement jusqu'au septième mois. A ce moment, bronchite qui dure un mois. On traite la malade par des lavements créosotés; son état s'améliore pendant deux à trois semaines, mais elle recommence bientôt à tousser et à expectorer.

Elle entre à la Clinique, où l'on constate, à l'auscultation et à la percussion, les signes du premier degré (sommet droit).

La toux et l'expectoration persistent, les crachats sont striés de sang.

*Accouchement, suites de couches.* — L'accouchement a lieu à terme, et il ne survint aucune complication jusqu'au départ de la Clinique, dixième jour.

*Enfant.* — L'enfant, qui pèse 2,750 grammes à la naissance, est allaité par sa mère, et sort au bout de dix jours pesant 2,730 grammes.

## OBSERVATION XIII

(N° 111 de l'année 1903. — Clinique d'accouchements).

**Evolution lente de la Tuberculose. Trois grossesses terminées par des avortements et accouchement prématuré. Signes premier degré après dernier avortement.**

La nommée C..., tertipare, vingt-neuf ans.

*Antécédents héréditaires.* — Pas d'antécédents héréditaires, mais mère très nerveuse ; aurait plusieurs affections (?).

*Antécédents personnels.* — Nourrie avec du vin. N'a jamais pris de lait. A marché à deux ans et demi. Réglée à dix-sept ans et demi irrégulièrement. Rougeole à six ans. Angine diphtérique à sept ans. Anémie depuis la naissance. « S'enrhume facilement. » Sueurs nocturnes profuses.

Deux grossesses antérieures terminées : la première par un avortement de cinq mois, la seconde par un accouchement prématuré de huit mois ; l'enfant, allaité par sa mère, n'a vécu qu'un mois et demi.

*Grossesse actuelle.* — Les renseignements manquent, mais avortement à trois mois. Hémorragies de l'accouchement et de la délivrance.

*Examen du poumon.* — Rudesse de l'inspiration et submatité au sommet gauche.

*Suites de couches.* — Fébriles au début. Normales ensuite.

## OBSERVATION XIV *(Personnelle)*

**Evolution lente de tuberculose pulmonaire ayant apparu au cours de la quatrième grossesse. Coïncidence de contamination probable par frère mort phtisique.**

La nommée Joséphine X..., trente-deux ans, quartipare.

*Antécédents héréditaires.* — Pas d'antécédents héréditaires, mais un frère mort phtisique à l'âge de vingt-deux ans.

*Antécédents personnels.* — Pas d'antécédents personnels jusqu'à la troisième grossesse, qui est bonne ; mais les suites de couches sont compliquées de fièvre puerpérale et péritonite. L'état reste très grave pendant deux mois ; la malade se remet insensiblement, et quitte, deux ans après, Buenos-Ayres, où ont évolué ses trois premières grossesses, pour revenir en France.

Elle cohabite avec son frère, tuberculeux, qui franchit, en quatre ans, toutes les étapes de la tuberculose, tousse et crache abondamment, et meurt, à l'âge de vingt-deux ans, après être arrivé au dernier degré de la consomption, ne pesant que 20 kilogrammes. A partir de ce moment, la malade « s'enrhume facilement ».

*Quatrième grossesse.* — La quatrième grossesse survient ; elle est très mauvaise ; les vomissements sont continuels ; la toux est fréquente, sans expectoration ; l'anorexie est complète et l'amaigrissement très marqué.

*Accouchement.* — L'accouchement a pourtant lieu à terme, le 9 juillet 1905 ; il n'y a pas de complication pendant les suites de couches.

L'enfant, qui pèse 2,700 grammes à la naissance, est nourri par sa mère, et meurt, à un mois et demi, de broncho-pneumonie.

Des trois premiers enfants nés en Amérique, deux sont morts : l'aîné, de méningite, à quatre mois et demi ; le dernier, de gastro-entérite (?), à dix mois ; un seul, un garçon, est vivant et bien portant : il est âgé de huit ans.

Nous avons revu la mère ces jours derniers (juin 1906) ; elle nous apprend qu'elle a travaillé depuis son dernier accouchement, c'est-à-dire depuis un an ; pendant ce temps, elle n'a eu que quelques « rhumes » et une névralgie sciatique.

Au mois de mai dernier, dix mois après son accouchement, elle a pris froid, a eu une bronchite (?) pour laquelle elle est, en ce moment, en traitement à l'Hôtel-Dieu. Elle tousse fréquemment et expectore peu, mais, il y a huit jours, est survenue une hémoptysie assez abondante qui l'a fort inquiétée.

*Signes stéthoscopiques.* — Nous trouvons, à la percussion, de la submatité dans les fosses sus et sous-épineuses, avec perte d'élasticité du sommet droit, et, à l'auscultation, des craquements secs, non seulement au sommet, mais dans tout le tiers supérieur du poumon droit.

Rien au côté gauche, sauf un peu de rudesse de l'inspiration et une légère diminution du murmure vésiculaire.

L'état général est passable. Inappétence Amaigrissement. Leucorrhée.

Cette malade, ainsi que celles des observations XI, XII et XIII, placées dans les meilleures conditions possibles de repos et d'hygiène, avec suralimentation et traitement approprié, auraient, nous le pensons, les plus grandes chances de résister à l'infection commençante, en raison de l'état peu avancé de leurs lésions.


## OBSERVATION XV

(N<sup>os</sup> 119 de l'année 1902 et 77 de 1904. — Registre de la Maternité).


**Tuberculose ayant débuté après le premier accouchement. Aggravation pendant la deuxième grossesse. Evolution lente. Mort trois ans après l'apparition des premiers symptômes.**


(Les renseignements complémentaires de cette observation nous ont été obligeamment communiqués par le Docteur Mazoyer).

Madeleine X..., vingt-quatre ans, primipare.

*Antécédents héréditaires.* — Père mort de coxalgie tuberculeuse. Tous les autres membres de la famille sont bien portants.

*Antécédents personnels.* — Pas de maladies, mais santé médiocre. Etat d'anémie, « s'enrhume facilement l'hiver ».

*Première grossesse.* — A vingt-trois ans, ne présente pas de troubles.

*Accouchement.* — L'accouchement a lieu à terme, sans complications.

*Enfant.* — L'enfant, qui pèse 3,860 grammes est mis en nourrice.

*Suites de couches.* — Les suites de couches sont fébriles (39°,9). Une bronchite (?) se déclare avec toux incessante, sueurs profuses, il y a de la tachycardie (p. 140).

Sous l'influence du traitement, il y a une amélioration, et la malade sort le vingt-cinquième jour après l'accouchement, toussant encore, et avec une température de 38°,2 et un peu de tachycardie (p. 100).

*Deuxième grossesse.* — Deux ans après, elle revient à la Maternité, arrivée au terme d'une grossesse qui n'a présenté d'autres particularités que la recrudescence d'une toux quinteuse et persistante depuis le dernier accouchement.

La malade est toutefois amaigrie, très pâle et anémiée.

*Signes stéthoscopiques.* — On trouve, à l'auscultation et à la percussion, les signes de la deuxième période : Craquements humides et matité au sommet gauche. Expectoration muco-purulente.

*Accouchement.* — Aucune complication ne survient au moment de l'accouchement.

*Suites de couches.* — La toux continue incessante, mais il n'y a pas de fièvre. La malade présente, au contraire, une hypothermie assez marquée jusqu'à son départ de la Maternité (t. 36°,2) avec ralentissement du pouls (p. 60).

*Enfant.* — L'enfant, qui pesait 4,480 grammes, allaité artificiellement, meurt quinze jours après (de?).

La malade est ensuite soumise à une médication tonique et à un traitement hygiénique ; elle fait une cure d'air l'été suivant. Mais elle part pour Paris dans le courant de l'année 1905. Son état s'aggravant, elle se fait traiter par des inhalations d'ozone et des injections intra-musculaires de préparations ozonigènes.

Ce mode de traitement est suivi d'une aggravation de la tuberculose, qui est arrivée à la troisième période.

La malade revient dans le Midi pour y mourir, en octobre 1905, d'une crise d'urémie.

L'enfant née lors du premier accouchement est actuellement en excellente santé.


OBSERVATION XVI *(Personnelle)*.


**Apparition de symptômes de tuberculose pulmonaire après le sixième accouchement. Evolution lente. Mort deux ans et demi après.**


La nommée X..., trente-deux ans, sextipare.

*Antécédents héréditaires.* — Père mort phtisique à l'âge de trente-un ans (resté deux ans et demi malade). Mère bien portante.

*Antécédents personnels.* — Pas d'antécédents personnels.

Mariée à seize ans.

*Première grossesse* à terme (enfant mort à dix mois, gastro-entérite).

*Deuxième grossesse* à terme (fille bien portante actuellement).

*Troisième grossesse* à terme (enfant mort à trois ans, rougeole).

*Quatrième grossesse* à terme (enfant mort à un mois).

*Cinquième grossesse* (avortement de quatre mois).

*Dernière grossesse* à terme (enfant bien portant). Aucun trouble pendant la grossesse.

*Accouchement.* — Aucune complication.

*Suites de couches.* — Mais aussitôt après l'accouchement, il survient une toux, sèche d'abord, avec amaigrissement considérable; les signes d'auscultation décèlent une tuberculose au premier degré. On fait cesser aussitôt l'allaitement maternel qui a duré quinze jours; mais l'état ne s'améliore pas, la tuberculose évolue lentement, et ni les soins ni le repos n'arrivent à l'enrayer.

Deux ans après l'apparition des symptômes, il y a aménorrhée complète; la malade est à la troisième période de sa tuberculose, la toux est incessante; l'expectoration nummulaire est peu abondante pourtant, il y a exacerbation de la fièvre vespérale avec production des sueurs nocturnes profuses.

La malade s'alimente peu, ne garde aucune nourriture, les vomissements se produisant aussitôt après l'ingestion d'aliments. La mort survient trente mois après le dernier accouchement.

*Enfant.* — L'enfant, qui est allaité artificiellement, a une bronchite à six mois ; il présente des signes de rachitisme, mais n'a plus d'autres maladies, et s'élève bien, ainsi que sa sœur plus âgée que lui de quatre ans. (On l'envoie, chaque année, à Salies-du-Salat.)

Le mari, contaminé par sa femme probablement, meurt phtisique, quatre ans après elle, à l'âge de trente-six ans.

## OBSERVATION XVII

(Due à l'obligeance de M. le Professeur AUDEBERT).

**Tuberculose latente de douze ans. Grossesse bien supportée.**

M$^{me}$ X... vint me consulter en mai 1904. Elle se sait malade depuis longtemps et veut savoir si elle pourra mener à terme sa grossesse qui est actuellement de trois mois, et quel sera le sort de son enfant.

Dès l'âge de dix ou douze ans, elle a été atteinte de lésions pulmonaires graves, qui se sont répétées presque tous les ans. A plusieurs reprises, divers médecins ont été très affirmatifs, et pour aucun d'eux, il n'y a eu doute sur la nature tuberculeuse de la maladie.

L'auscultation révèle d'ailleurs les signes caractéristiques de la deuxième période : craquements humides, râles muqueux et sibilants sont des plus nets au sommet gauche, tandis qu'au sommet droit, il existe du souffle amphorique.

Malgré ces lésions, et quoiqu'elles soient étendues

au tiers supérieur des deux poumons, l'état général
est satisfaisant, l'embonpoint et l'appétit sont con-
servés.

La grossesse, évoluant sur ce terrain, n'a déter-
miné aucun nouveau trouble; peut-être même l'appétit est-il augmenté.

Je conseille l'aération, la suralimentation, et pro-
mets à ma cliente que sa grossesse ira à terme et
que son enfant sera indemne, à condition qu'elle ne
le nourrisse pas et qu'il couche dans une chambre
autre que celle de sa mère.

J'ai revu cette dame, et j'ai su que sa grossesse
s'était continuée et terminée normalement.

L'enfant était de poids moyen, élevé au lait stérilisé; il est resté chétif et malingre, assez bien portant cependant.

## OBSERVATION XVIII

(Due à l'obligeance de M. le Professeur AUDEBERT).

**Tuberculose au début. Grossesse bien supportée. (Albu-
minurie. Dyspnée d'effort pendant l'expulsion.)**

M<sup>me</sup> X..., vingt-un ans, m'est adressée par un confrère, en février.

*Antécédents héréditaires.* — Rien à noter dans les
antécédents héréditaires.

*Antécédents personnels.* — Sa première enfance a
été plutôt maladive, mais sans affection broncho-
pulmonaire bien caractérisée.

Depuis son mariage, c'est-à-dire depuis un an, elle
a un peu maigri; elle a eu de petits rhumes peu gra-

ves, du moins en apparence, cependant deux Maîtres parisiens lui ont conseillé de quitter l'Est, dont le climat était trop rigoureux pour elle, et de venir habiter dans le Midi.

A cette époque, on a constaté des poussées congestives vers les deux sommets, et on lui a recommandé de suivre un traitement tonique, d'éviter les refroidissements et de faire de la révulsion sinapisée sur la poitrine.

Au moment où je la vois, les signes stéthoscopiques sont peu concluants : le murmure vésiculaire est affaibli dans la fosse sus-épineuse droite, et la sonorité un peu diminuée au même point.

Le début de la grossesse a été normal. La malade a noté seulement que l'essoufflement survenait assez rapidement après la marche ou la montée.

Le même traitement est continué : toniques et révulsion.

A partir du mois d'avril, l'analyse révèle la présence d'albumine, en quantité indosable, dans l'urine. Régime mixte bien supporté.

Le 4 mai, rupture prématurée des membranes : la grossesse est arrivée à peu près à huit mois et demi ; le travail se déclare bientôt après, et l'accouchement a lieu le même jour, à dix heures et demie du soir.

Pendant la période d'expulsion, les bruits du cœur fœtal se sont sensiblement modifiés comme force et comme nombre, sans cause appréciable ; le forceps est flambé aussitôt, mais le rythme cardiaque se régularise et redevient normal.

A noter aussi que, pendant la même période, la parturiente fait preuve d'autant d'énergie que de docilité, mais, après chaque effort, elle est à bout de souffle, la respiration devient précipitée, haletante ; cet état

de dyspnée, très marqué, surtout à la fin de la période
d'expulsion, c'est-à-dire pendant quinze minutes environ, a cessé immédiatement après l'accouchement.

L'enfant, du sexe masculin, pèse 2,700 grammes ; il
paraît âgé de huit mois et demi environ, il est bien
constitué et crie vigoureusement.

L'examen du placenta permet de constater, d'abord,
des foyers hémorragiques anciens, et, ensuite, une
insertion basse du placenta, les membranes étant
rompues au ras du bord placentaire.

Suites de couches physiologiques : l'enfant est
confié à une nourrice, il s'élève bien.

Ces deux observations de primipares tuberculeuses
au premier et au deuxième degré, chez lesquelles la
grossesse a évolué sans déterminer de troubles appré-
ciables, sauf la dyspnée d'effort et une légère albumi-
nurie chez la seconde, sembleraient justifier l'opinion
optimiste de Cullen.

Nous devons, toutefois, faire remarquer qu'il s'agit
ici de deux malades appartenant à la classe aisée,
c'est-à-dire placées dans les meilleures conditions
pour résister à leur infection.

De plus, chez l'une comme chez l'autre, les fonctions digestives ont conservé leur intégrité pendant
toute la grossesse ; et ce bon fonctionnement a, on le
sait, une grande valeur chez la tuberculeuse en état
de gestation.

Remarquons, toutefois, l'exagération de la dyspnée
chez la parturiente de l'Observation II, ce qui est
bien conforme à l'opinion de Louis, que la dyspnée
si pénible de la phtisie venait s'ajouter à celle physiologique de la grossesse.

Dans la même observation, la présence d'une quantité si minime d'albumine n'a rien de très spécial, car

elle est fréquente chez la femme enceinte, mais elle peut appeler l'attention en vue d'une tuberculose rénale possible.

L'accouchement prématuré confirme la majorité des opinions. Quant au poids de l'enfant, il est inférieur au poids moyen normal, dans le second cas, du moins.

## OBSERVATION XIX

(Communiquée obligeamment par M. le Docteur Payrau, ex-chef de la Clinique d'accouchements).

**Tuberculose latente depuis trois ans. Troisième degré. Signes cavitaires au moment de l'accouchement. Amélioration persistant deux ans et demi après l'accouchement.**

Mᵐᵉ X..., tertipare, âgée de vingt-huit ans.

Pas d'antécédents héréditaires ni personnels.

A eu deux enfants nés à terme. L'aîné, âgé de sept ans, est grand. paraît bien développé, mais est atteint de laryngite tuberculeuse. La seconde, une fillette bien portante jusqu'à quatre ans et demi, est morte en quinze jours de méningite tuberculeuse.

A ce moment (juin 1902), Mᵐᵉ X... fait une poussée de pneumonie bacillaire à droite.

*Signes stéthoscopiques.* — Souffle. Râles sous-crépitants et craquements au sommet droit. Diminution du murmure vésiculaire. Crachats hémoptoïques.

*Troisième grossesse.* — Début de troisième grossesse, six mois après. Toux incessante suivie de vomissements. Hémoptysies. Anorexie complète. La malade ne s'alimente absolument pas pendant toute la durée de la grossesse (un peu de café au lait, avec quelques biscuits, trois fois par jour). Sa maigreur est extrême. Elle reste alitée les trois derniers mois de la grossesse. L'auscultation révèle des signes cavitaires du côté droit. Au septième mois, déjà, il y a un engagement très profond de la partie fœtale. La grossesse arrive cependant à terme.

*Accouchement.* — L'accouchement spontané n'est suivi d'aucune complication.

*Suites de couches.* — Les suites de couches sont normales, mais la malade, très anémiée, garde plusieurs mois la chambre.

*Enfant.* — L'enfant, de poids moyen, élevée au lait stérilisé, est bien portante et a, actuellement, deux ans.

M^me X... habite la banlieue de Paris depuis six mois et écrit à M. le Docteur Payrau qu'elle ne s'est jamais aussi bien portée ; elle ne tousse plus, a fort bon appétit et a augmenté de 7 kilogrammes.

Ce cas d'amélioration, avec une augmentation aussi sensible de l'embonpoint après le troisième accouchement, a lieu de nous étonner, la malade, qui fait l'objet de cette observation, présentant depuis plus de deux ans des signes non douteux de tuberculose au troisième degré qui eût évolué en dehors de toute grossesse.

## OBSERVATION XX

(De M. le Docteur Poux, ex-chef de la Clinique d'accouchements).

**Evolution lente de la tuberculose, malgré des grossesses répétées et des allaitements successifs. Apparition des premiers symptômes après la troisième grossesse. Signes du deuxième degré après la quatrième grossesse. Trois mois après l'accouchement, amélioration. Allaitement.**

M^me V... est une quartipare âgée de quarante-un ans.

*Antécédents héréditaires.* — Les père et mère sont morts âgés, entre soixante-cinq et soixante-dix ans. Elle a quatre frères et sœurs bien portants. Deux frères sont morts en bas-âge. Une sœur morte à vingt-trois ans (hémorragie de la délivrance) ; un frère, mort à vingt-sept ans de granulée aiguë.

*Antécédents personnels.* — Nourrie au sein, M^me V... a marché de bonne heure ; elle a été réglée à quatorze ans, toujours bien, et n'a eu d'autre maladie que la variole à l'âge de cinq ans.

Mariée à trente-quatre ans, elle a eu quatre grossesses en sept années.

*Première grossesse.* — M^me V... se trouve fatiguée et maigrit un peu, mais l'appétit est conservé. A trois mois et demi environ, légère perte sanguine, qui ne se renouvelle d'ailleurs pas.

L'accouchement se fait à terme, normalement, et se termine par la naissance d'un enfant volumineux, allaité par sa mère, et qui meurt à huit mois et demi atteint de méningite tuberculeuse.

*Deuxième grossesse.* — Trois ans après, en 1899, terminée par un avortement de six semaines environ, attribué à une chute. M^me V... se relève bien et redevient enceinte un mois après.

*Troisième grossesse.* — Grossesse normale, aussi bonne que possible. L'appétit est bon; les fonctions digestives sont excellentes; elle supporte beaucoup mieux son état que la première fois. Elle accouche à terme, spontanément, et met au monde une fille moins volumineuse que la première, mais bien conformée et vigoureuse; elle l'allaite avec succès, mais, par suite d'un surmenage physique qui coïncide avec son allaitement, elle éprouve une grande lassitude, tousse un peu et accuse des palpitations. Elle vint me trouver et je relève des lésions tuberculeuses aux deux sommets des poumons.

Du côté gauche, signes du premier degré : submatité légère à la percussion sous-claviculaire, inspiration rude, expiration longue et saccadée, mais aussi râles sous-crépitants secs et quelques râles sibilants. En arrière, respiration moins ample et diminution du murmure vésiculaire. Du côté droit, il y a aussi diminution du murmure vésiculaire, du retentissement de la voix, l'expiration rude et prolongée, mais on n'entend pas de râles.

Je donne le conseil de sevrer l'enfant le plus tôt possible, mais on est au commencement de l'été, M^me V... continue à allaiter jusqu'au mois d'octobre suivant. Je conseille aussi d'éviter une nouvelle grossesse.

*Quatrième grossesse.* — Survient six ans après. Cette grossesse est aussi bonne que possible, l'appétit est conservé, les digestions normales; les palpitations n'ont pas reparu; l'état général est, en somme, excellent, « meilleur qu'avant la grossesse », malgré un embonpoint supérieur à celui des précédentes grossesses.

*Accouchement*. — M^me V... accouche à sept mois et demi de deux petites jumelles, dont l'une vient en présentation du sommet, l'autre en présentation du siège ; ces dernières sont assez difficiles à élever les premiers jours, et on doit les allaiter à la cuiller ; mais, une semaine après la naissance, elles prennent directement le sein ; leur mère, qui a d'excellentes suites de couches et a beaucoup de lait, les nourrit toutes deux exclusivement pendant deux mois et demi ; les deux enfants ont eu pendant ce temps une augmentation quotidienne de 30 à 35 grammes.

M^me V... supporte bien cet excès de fatigue, compensé par un appétit uniforme et un fonctionnement parfait de l'estomac ; elle ne « tousse pas », n'a pas maigri davantage, mais elle me consulte au sujet de la possibilité de l'allaitement mixte, le jour où il y aura insuffisance de la sécrétion lactée.

*Signes stéthoscopiques*. — L'auscultation faite à ce moment, c'est-à-dire au commencement de mai 1906, donne les résultats suivants :

Côté gauche : En avant, sous la clavicule, râles muqueux, craquements humides, avec matité plus accentuée à la percussion. En arrière, respiration voilée ; râles sibilants et sous-crépitants, secs, dans toute la hauteur.

Côté droit : Respiration soufflante en avant, avec retentissement de la voix, et submatité en arrière, au sommet. Quelques craquements secs.

En somme, lésion un peu plus avancée qu'au premier examen, en 1900 ; mais, cependant, lésions ayant évolué avec une lenteur particulière, non en rapport avec les fatigues imposées à M^me V... par ses grossesses et ses allaitements rapprochés.

M^me V..., tenant essentiellement à élever ses enfants elle-même, doit faire un allaitement mixte pendant l'été et sevrer ses enfants les premiers jours de septembre.

## OBSERVATION XXI

(N° 35 du Registre de la Clinique d'accouchements, 1903).

**Evolution lente de tuberculose pulmonaire, malgré quatre grossesses rapprochées. Pyopneumothorax.**

X..., vingt-sept ans, quartipare.

Pas d'antécédents héréditaires ni personnels.

Mariée à vingt-deux ans (mari tousseur, crache; tuberculeux (?).

A eu trois grossesses antérieures : deux enfants sont bien portants; un enfant est mort de méningite à six mois.

N'a nourri aucun de ses enfants par suite d'abcès survenu au premier allaitement et ayant amené la rétraction du mamelon.

Après le premier accouchement, toux, diarrhée, leucorrhée, amaigrissement, sensation de lassitude générale pendant plusieurs mois. Ne s'est jamais bien remise depuis. Et l'excès de travail, joint à ce mauvais état général, aggravent la toux et l'expectoration.

Les deux grossesses suivantes évoluent pourtant sans accidents, dit la malade, et les accouchements sont normaux.

*Grossesse actuelle.* — Est très mauvaise dès le début : vomissements fréquents, anorexie. Insomnie. Grande lassitude. OEdèmes fugaces des membres inférieurs.

Au septième mois de la grossesse, après un excès de travail, la nommée X... a d'abondantes sueurs, se sent mal à l'aise, a un frisson avec violent point de côté, la toux devient douloureuse, la dyspnée intense et l'expectoration est subitement tarie, la malade peut à peine parler ; elle reste trois jours dans cet état et se décide à entrer à l'hôpital (service de M. le Professeur Mossé), où a été rédigée, par le Docteur Sarda, la partie de cette observation qui concerne le séjour de la malade à l'Hôtel-Dieu.

Elle présente à ce moment un facies amaigri, a la langue saburrale ; la dyspnée est intense, le point de côté droit est tellement douloureux qu'il empêche le décubitus latéral et est exagéré par les moindres efforts de toux ou les moindres mouvements.

A l'examen, on trouve une légère voussure au niveau de la région avoisinant l'angle inférieur de l'omoplate droite. Les vibrations thoraciques y sont diminuées ; néanmoins, la sonorité existe presque normale, tandis que dans les régions situées au-dessus et au-dessous, il y a une franche matité, plus prononcée à la base.

A l'auscultation, on trouve le poumon gauche sain, un peu de rudesse de l'inspiration seulement au sommet.

A droite, râles sous-crépitants dans les fosses sus et sous-épineuses, expiration soufflante ; au-dessous, au niveau de l'angle inférieur de l'omoplate, il existe une zone limitée, de la surface de la paume de la main, où l'on constate la présence de râles sous-crépitants muqueux, et, en outre, d'un souffle amphorique très net. Retentissement métallique de la voix. Au-dessous de cette zone, le murmure vésiculaire affaibli, l'existence de frottements-râles, l'œgophonie plus nette permettent de penser qu'il existe un petit épanchement dans la cavité inférieure de la plèvre, cloisonné probablement dans les fausses membranes.

Quelle est la nature de liquide épanché ? Purulent probablement, mais il n'est point pratiqué de ponction. On porte le diagnostic de pyopneumothorax, qui serait dû à l'ouverture, dans la plèvre, d'une caverne occupant la périphérie du poumon.

La généralisation à la plèvre entière de ce pyopneumothorax a sans doute été empêchée par le cloisonnement de fausses membranes produites.

La toux persiste, quinteuse et pénible, les crachats sont muco-purulents.

Rien au cœur. Le pouls est petit et rapide. Les urines renferment un peu d'albumine ; pas d'œdème.

*Traitement.* — Régime lacté, potion à l'éther. Demi-injection de morphine, ventouses, immobilisation du thorax dans un bandage de corps ; les trois jours suivants, même état sans amélioration, les signes pulmonaires semblent accentués, et le souffle amphorique est plus fort. Médication opiacée.

L'amélioration se produit au bout de quelques jours, les symptômes pulmonaires diminuent progressivement, le souffle amphorique disparaît, il n'y a plus de dyspnée, mais les râles nombreux persistent ainsi que les frottements à la base du poumon ; le point de côté existe toujours, et la toux continue avec expectoration abondante.

Deux mois après, tous les symptômes se sont amendés, la toux est moins pénible, il n'y a plus d'expectoration, le point de côté moins violent, mais il persiste ; badigeonnages de teinture d'iode gaïacolée ; l'appétit est revenu.

La malade quitte l'Hôtel-Dieu pour rentrer à la Clinique d'accouchements.

*Signes stéthoscopiques.* — L'état général est bon, la grossesse continue à évoluer, l'affection aiguë a disparu, et on constate, à l'auscultation, une inspiration rude et expiration soufflante et prolongée.

A droite et en arrière, quelques fins craquements inconstants dans la fosse sus-épineuse et le creux de l'aisselle, lorsque la malade vient de tousser.

En outre, submatité avec perte d'élasticité et retentissement de la voix.

En avant, mêmes signes, mais pas de craquements. A gauche, un peu de rudesse dans les mouvements respiratoires du sommet, un peu de retentissement de la voix, mais l'auscultation ne décèle pas de lésions marquées. Rien au niveau des bases. La malade tousse toujours, mais ne crache pas ; pas de sueurs nocturnes.

*Accouchement.* — Le même état se maintient jusqu'à l'accouchement, qui a lieu à terme, le 8 février 1903, après un travail de deux heures.

*Enfant.* — L'enfant pèse 3,930 grammes, on l'allaite artificiellement, et il sort au bout de dix jours, en bon état, pesant 3,680 grammes.

*Suites de couches.* — Les suites de couches ne présentent pas de complications, mais sont fébriles. La température oscille entre 37°,5 et 38°, jusqu'au moment du départ. La malade tousse toujours et a toujours son point de côté droit. Quinine, antipyrine, badigeonnages teinture iode. Cacodylate de soude,

Elle quitte la Clinique dans cet état, vingt-cinq jours après l'accouchement.

En résumé, cette femme, qui semble avoir été contaminée par son mari, se tuberculise après la première grossesse ; elle ne s'est jamais bien remise depuis. Les deux grossesses suivantes ne paraissent cependant pas avoir aggravé les lésions ; mais la dernière grossesse est très mauvaise dès le début ; au septième mois, survient cette complication de pyopneumothorax, assez rare, croyons-nous, dans de telles conditions.

On l'a attribuée à la perforation d'une caverne, d'où épanchement dans cette partie de la plèvre ; mais, en même temps, l'auscultation des sommets ne décèle que des lésions du premier degré ; il est donc difficile de s'expliquer cette production à la périphérie d'une caverne localisée par un processus scléreux ou de cicatrisation, et sans participation plus grave des sommets.

Il est bien fréquent de trouver, à l'autopsie, des lésions de degrés différents dans des poumons tuberculeux, mais le processus est généralement inverse de celui-ci ; les excavations se trouvent à la partie supérieure, la partie moyenne du poumon pouvant être occupée par des tubercules de grandeurs différentes et la base par des tubercules miliaires.

## OBSERVATION XXII

(N° 80 du Registre de la Clinique d'accouchements, année 1903).

**Evolution lente de tuberculose pulmonaire au premier degré, paraissant avoir été précédée par tuberculisation des organes génitaux.**

Marguerite X..., vingt-quatre ans, secondipare.

Pas d'antécédents héréditaires ni personnels jusqu'à dix-huit ans.

*Antécédents personnels.* — A ce moment, leucorrhée abondante, douleurs violentes dans l'hypogastre et la fosse iliaque droite, qui persistent depuis. En même temps, pollakyurie, mais pas d'hématurie.

*Première grossesse.* — A vingt ans, est terminée par un accouchement prématuré à six mois et demi. L'enfant meurt à deux jours. Les troubles vésicaux persistent, douleurs, pollakyurie. Depuis un an environ, la malade tousse et crache, ses crachats sont striés de sang.

*Deuxième grossesse.* — La deuxième grossesse a débuté cinq mois après l'apparition de la toux qui persiste, ainsi que les douleurs mentionnées plus haut et les troubles vésicaux.

*Signes stéthoscopiques.* — On constate, à la percussion et à l'auscultation, les signes du premier degré.

*Accouchement.* — L'accouchement a lieu prématurément à sept mois.

*Enfant.* — L'enfant, qui pèse 1,760 grammes, mis en couveuse, meurt le troisième jour. La caduque utéro-placentaire, très épaissie, permet de diagnostiquer une endométrite dont la nature n'a pas été établie.

*Suites de couches.* — Les suites de couches ne sont suivies d'aucune complication jusqu'au neuvième jour.


## OBSERVATION XXIII

(N° 15 de l'année 1901. — Registre de la Maternité).

**Evolution lente de tuberculose au deuxième degré chez primipare âgée de vingt-cinq ans.**

Amélie X..., vingt-cinq ans, primipare.

*Antécédents héréditaires.* — Père mort tuberculeux. Mère assez bien portante.

*Antécédents personnels.* — Santé médiocre. Adéno-pathie et autres manifestations scrofulo-tuberculeuses.

Paralysie infantile ayant laissé raccourcissement membre inférieur gauche, par atrophie, et flexion légère de la jambe, sur la cuisse, et de celle-ci sur le bassin. Misère physiologique. Tousse depuis long-temps. Tuberculose pulmonaire et articulaire à évolution lente.

*Grossesse.* — Vomissements au début. Dyspnée peu intense. La grossesse ne paraît pas avoir modifié la toux, bien qu'on trouve, à l'auscultation, les signes de la deuxième période.

Accouchement à terme non suivi de complications.

*Suites de couches.* — Suites de couches fébriles au début (38°,2), physiologiques à la sortie (dixième jour).

*Enfant.* — Pesant à la naissance 2,600 grammes, est allaité artificiellement dix jours après; son poids est de 2,555 grammes.

## OBSERVATION XXIV

(N° 79 de l'année 1905. — Clinique d'accouchements).

**Evolution lente de tuberculose pulmonaire au premier degré. Grossesse à terme. Accouchement normal. Suites de couches fébriles.**

Jeanne X..., dix-neuf ans, primipare.
Pas d'antécédents héréditaires.

*Antécédents personnels.* — Réglée à quinze ans, irrégulièrement. Rougeole dans l'enfance. Fluxion de poitrine à dix-sept ans. Tousse depuis.

*Grossesse.* — Vomissements. Toux incessante. Expectoration peu abondante. Leucorrhée intense.

*Signes stéthoscopiques.* — Submatité au sommet gauche, avec rudesse de l'inspiration. Rien du côté droit.

*Accouchement, suites de couches.* — L'accouchement à terme est normal, mais les suites de couches sont fébriles jusqu'au départ.

*Enfant.* — L'enfant pèse 3,350 grammes à sa naissance et a diminué de 200 grammes à sa sortie, vingt-cinq jours après. L'allaitement est mixte, la mère ayant une sécrétion lactée minime.

## OBSERVATION XXV *(Personnelle)*

(N° 59 de l'année 1905. — Clinique d'accouchements).

**Tuberculose latente chez quintipare, dont cinq membres
de la famille sont morts de tuberculose pulmonaire.**

*Antécédents héréditaires.* — Cinq membres de la famille morts de tuberculose : Père à cinquante ans ; mère à trente ans ; deux frères à vingt-trois ans et à dix-huit ans ; une sœur à trente ans.

*Antécédents personnels.* — Pas de maladies de l'enfance, mais constitution maladive. Anémie. S'enrhume facilement. Bronchite à répétition. Lésions du premier degré.

*Quatre grossesses antérieures.* — Le premier accouchement à terme, fille vivante ; les trois autres terminés par des accouchements prématurés : à six mois, enfant morte à un jour ; à sept mois, enfant morte à deux jours ; à sept mois, enfant morte à cinq jours.

*Grossesse actuelle.* — Bronchite. Anémie. Accouchement à terme (?).

L'enfant, qui pèse 1,330 grammes, meurt vingt-quatre heures après. Pas de complications de l'accouchement, ni des suites de couches.

Chez cette femme, malgré une contamination non douteuse, l'état général reste relativement bon, les grossesses répétées ne paraissant pas avoir d'influence sur l'évolution de la tuberculose. Les grossesses sont bonnes et les accouchements ne présentent pas de complications ; mais ses enfants viennent tous au monde prématurément et non viables.

## OBSERVATION XXVI *(Personnelle)*

(Due à l'obligeance de M. le Docteur Payrau).

**Tuberculose pulmonaire au troisième degré. État latent depuis de nombreuses années, malgré six grossesses rapprochées.**

M^me X..., sextipare, est âgée de vingt-huit ans.

*Antécédents héréditaires et collatéraux.* — Mère morte à cinquante-neuf ans (affection cardiaque? et asthme). Père vivant à soixante-trois ans. Une sœur de vingt-cinq ans mariée. Dix frères et sœurs morts en bas-âge. Un frère mort phtisique à trente-un ans (il y a six ans) a laissé une fillette fort chétive, âgée de quatre ans.

*Antécédents personnels.* — Réglée à seize ans, régulièrement. A deux ans, fièvre typhoïde, surdité et idiotie consécutive ayant persisté de deux à trois ans. A six ans, variole (qui a laissé à la malade des traces indélébiles).

A dix ans, traumatisme thoracique (coup de pied donné par un gamin). Fluxion de poitrine consécutive. Bronchite à répétition tous les hivers depuis cette époque.

*Première grossesse* à dix-neuf ans. — Hémoptysies. Vomissements pendant toute la grossesse. Amaigrissement très marqué. Toux incessante. Expectoration. Accouchement à terme : fille morte à douze jours (méningite).

*Suites de couches pathologiques.* — Les phénomènes mentionnés pendant la grossesse, toux, hémoptysies, anémie très prononcée, ont persisté quatre mois, pendant lesquels la malade est restée alitée.

*Deuxième grossesse* à vingt-un ans. — Avortement de deux mois.

*Troisième grossesse* à vingt-deux ans. — Meilleure que les précédentes. Accouchement à terme : garçon vivant, âgé actuellement de sept ans ; rachitique, incurvation des tibias et des fémurs genu valgum. A eu, à quinze jours, une bronchite qui a persisté jusqu'à trois ans.

*Quatrième grossesse* à vingt-cinq ans. — Avortement de deux mois.

*Cinquième grossesse* neuf mois après. — Avortement de deux mois.

*Sixième et dernière grossesse.* — Cette grossesse est plus mauvaise que toutes les précédentes. Vomissements incoercibles. Amaigrissement considérable. Hémoptysies abondantes. Sueurs profuses. Anorexie. Dyspnée continuelle, qui oblige la malade à rester dans un fauteuil, nuit et jour, pendant les trois derniers mois. M. le Docteur Payrau, consulté au sixième mois de la grossesse, trouve, à l'auscultation, les signes d'une tuberculose pulmonaire à la seconde période.

Médication tonique et reconstituante. Injections sous-cutanées de caféine. Inhalations d'oxygène.

*Accouchement.* — La grossesse arrive à terme ; le travail de l'accouchement est rendu particulièrement pénible par la dyspnée d'effort et plusieurs syncopes ; il est de courte durée et ne présente pas d'autres complications.

*Suites de couches.* — Les symptômes observés pendant la grossesse persistent, à l'exception des vomissements et de la dyspnée. La malade, très anémiée tousse et a de fréquentes hémoptysies ; l'anorexie persiste, ainsi que l'amaigrissement. Elle reste alitée pendant deux mois.

*Enfant.* — L'enfant, très chétif, est allaité artificiellement.

*Signes stéthoscopiques.* — Actuellement, nous constatons, chez cette femme qui a accouché il y a un an, la présence de signes cavitaires des plus marqués.

Côté gauche : En arrière et en avant, gargouillements, souffle amphorique, voix amphorique, tintement métallique à la percussion.

Côté droit : Les lésions du côté droit sont moins avancées ; elles nous donnent les signes du deuxième degré : craquements humides ; râles muqueux dans toute la hauteur du poumon ; retentissement de la voix. Matité étendue aux trois quarts supérieurs.

La toux est fréquente, avec expectoration muco-purulente ; les hémoptysies se renouvellent, assez abondantes ; la dernière s'est produite il y a une quinzaine de jours. Il y a de la fièvre vespérale (t. 37°,8) et production de sueurs nocturnes profuses. L'anorexie est complète et l'amaigrissement va toujours croissant ; les mains, à extrémités hippocratiques, sont des plus caractéristiques. Le dernier né, âgé d'un an, présente, comme le premier, tous les signes du rachitisme et a, en outre, un facies de crétin remarquable. Son état général est passable.

Cette observation offre un double intérêt :

1° Les causes qui paraissent avoir amené l'état actuel ;

2° La résistance que la malade offre à l'infection.

1° Cette malade nous dit, en effet, qu'elle reçoit, à l'âge de dix ans, un « violent coup de pied dans la poitrine », auquel elle attribue le début de son affection pulmonaire, raison très plausible, admise par Lebert (1), qui présente onze observations semblables, par Perroud, par Dieulafoy qui reconnaît « que le traumatisme, les contusions du thorax, peuvent être mis au rang des causes prédisposantes à la tuberculose en labourant le terrain dans lequel le bacille était à l'état latent » ; il a lui-même recueilli plusieurs observations, où le traumatisme du thorax a été suivi de lésions pulmonaires ou pleuro-pulmonaires et de tuberculose.

2° La résistance offerte par la malade à l'infection pulmonaire semble aller à l'encontre de toutes les théories. Depuis dix-huit ans, en effet, elle a présenté les symptômes pulmonaires les plus caractéristiques, et, malgré six grossesses rapprochées, dont trois ont évolué à terme, notre malade vit toujours.

Nous reconnaissons, cependant, que ses lésions se sont notablement aggravées et que l'état général ne peut pas faire espérer une bien longue survie.

## OBSERVATION XXVII

(N° 46 de l'année 1896. — Clinique d'accouchements).

X..., dix-neuf ans, primipare.

*Antécédents héréditaires.* — Mère tuberculeuse.

*Antécédents personnels.* — Réglée à seize ans et régulièrement. Fièvre typhoïde à sept ans. Signes de tuberculose.

*Grossesse.* — Très bonne. « La malade ne s'est

(1) In thèse de P. Scholz, 1872. — Congrès de Lille, 1874, in Hérard et Cornil.

jamais aussi bien portée. » Légères métrorragies aux troisième, quatrième et cinquième mois.

*Accouchement.* — Normal à terme. Il ne survient pas de complications.

*Suites de couches.* — Suites de couches physiologiques.

*Enfant.* — Pèse 3,100 grammes. Allaitement maternel. Le treizième jour, son poids est de 3,020 grammes.

Il convient toutefois de faire quelques réserves sur cette prétendue amélioration basée uniquement sur les renseignements de la parturiente.

---

#### Femmes suspectes de tuberculose pulmonaire.

Nous avons compris, dans les cas suspects, des femmes qui, présentant ou non des antécédents héréditaires, avaient eu antérieurement à leur grossesse des affections aiguës ou chroniques, telles que : pleurésies, pneumonies, fluxions de poitrine, bronchites suspectes, ainsi que celles sujettes à des hémoptysies, ou atteintes de chloroanémie, et dont l'état général restait le plus souvent médiocre.

« Toute pleurésie, même primitive », nous dit, en effet, Dieulafoy, « est associée à une toxiinfection, et cette toxi-infection est par excellence la tuberculose. » — Il existe bien tout un groupe de pleurésies séro-fibrineuses non tuberculeuses, mais elles sont infiniment plus rares, et l'on doit n'affirmer le diagnostic qu'après avoir fait le cyto-diagnostic et la culture du liquide pleural.

Quant à la pneumonie tuberculeuse, qui nous a valu des débats intéressants entre unicistes et dualistes, après avoir été combattue par Virchow et l'école allemande, elle a été réhabilitée par Grancher telle que l'avait établie Laënnec, et admise par tous après la découverte de l'inoculabilité par Villemin et celle par Koch du bacille dans les produits tuberculeux.

Cette pneumonie peut survenir après des symptômes suspects ou se manifester d'emblée en affectant une forme subaiguë, pour passer ensuite à l'état chronique.

L'hémoptysie est le plus souvent, on le sait, un signe précoce de la tuberculose. « Elle peut se répéter pendant des années à titre de symptôme unique de tuberculose latente et est le témoignage des fluxions provoquées par la formation des tubercules. » (Dieulafoy.)

Aussi, devons-nous nous défier des hémoptysies dites supplémentaires.

A propos des hémoptysies gravidiques signalées par Trousseau, et par d'autres auteurs depuis, Comby dit (dans un rapport publié en 1883 dans la *France Médicale*), qu'il existe bien une variété d'hémoptysies dont l'apparition a lieu vers le cinquième mois et peut se répéter jusqu'à la fin de la grossesse, pour cesser après la délivrance ; mais avant d'admettre ces hémoptysies essentielles, il faut rechercher avec le plus grand soin les antécédents héréditaires.

La chloro-anémie, enfin, lorsqu'elle est mal définie, peut être une manifestation précoce de la tuberculose.

Nous avons encore rangé, dans cette catégorie de femmes suspectes de tuberculose, celles qui, ayant cohabité, pendant un laps de temps plus ou moins long, avec un ou plusieurs membres de leur famille manifestement tuberculeux, présentaient elles-mêmes des symptômes suspects, ou tout au moins des signes pouvant être considérés comme précurseurs de la tuberculose.

## OBSERVATION XXVIII

(N° 93 de l'année 1903. — Clinique d'accouchements).

Anne-Marie, vingt-un ans, primipare.

*Antécédents héréditaires.* — Pas d'antécédents héréditaires.

*Antécédents personnels.* — Nourrie au sein. Coqueluche à trois ans. Bronchite suivie de pleurésie à seize ans. Réglée à dix-sept ans, irrégulièrement.

*Grossesse.* — Bonne.

*Accouchement* à terme.

*Suites de couches.* — Légèrement fébriles au début.

*Enfant.* — Pèse, à la naissance, 3,051 grammes. Allaitement maternel. Poids de l'enfant, quatorze jours après, 2,900 grammes.

## OBSERVATION XXIX

(N° 76 de l'année 1900. — Clinique d'accouchements). .

La nommée X..., vingt-quatre ans, primipare.

*Antécédents héréditaires.* — Pas d'antécédents héréditaires.

*Antécédents personnels.* — Pas de maladies, réglée à dix-sept ans, bien.

*Grossesse.* — Vomissements toute la grossesse. Hémoptysies pendant une semaine, au début du huitième mois.

*Accouchement* à terme, normal.

*Suites de couches.* — Fébriles au début. Normales ensuite.

*Enfant.* — Fille, 3,680 grammes, bien portante. Onzième jour, 3,850 grammes. Allaitement maternel.

## OBSERVATION XXX

(N° 31 de l'année 1903. — Clinique d'accouchements).

La nommée X..., quarante-deux ans, secondipare.

*Antécédents héréditaires.* — Père bien portant. Mère morte affection cardiaque.

*Antécédents personnels.* — Nourrie au sein. Réglée à dix-sept ans irrégulièrement. Chloro-anémie à dix-huit ans. Affection cardiaque (?). Bronchite chronique (?). Suspecte de bacillose. Grossesse précédente à terme. Enfant bien portant.

*Grossesse.* — Grossesse actuelle. Vomissements. Toux sans expectoration.

*Accouchement.* — Accouchement prématuré à sept mois et demi.

*Suites de couches.* — Suites de couches légèrement fébriles jusqu'au onzième jour.

*Enfant.* — Pèse 2,200 grammes. Allaitement artificiel. Mis en couveuse : dixième jour, 2,100 grammes.


## OBSERVATION XXXI

(N° 233 de l'année 1905. — Clinique d'accouchements).

Marie X..., vingt-six ans, sextipare.

*Antécédents héréditaires.* — Père, mère, trois frères, une sœur bien portants ; un frère mort à six ans, fièvre typhoïde.

*Antécédents personnels.* — Nourrie au sein. Réglée à quatorze ans. Rougeole à sept ans. Anémie à quatorze ans. Aménorrhée pendant six mois.

*Signes stéthoscopiques.* — Signes douteux : submatité, sommet droit (?). Quelques râles à la fin de l'inspiration. Le père des enfants, tuberculeux.

Cinq grossesses antérieures. Deux accouchements prématurés : deuxième, huit mois, enfant mort à deux jours ; quatrième, huit mois, enfant mort à dix-huit jours. Trois accouchements à terme : première, morte à cinq ans, croup ; troisième, morte à dix-sept mois, phtisique ; cinquième, vivant (tuberculeux).

*Grossesse.* — Grossesse actuelle, bonne. Vomissements, début.

*Accouchement.* — Accouchement normal, à terme.

*Suites de couches.* — Suites de couches normales.

*Enfant.* — Pesant 3,400 grammes, bien portant. Allaitement maternel les trois premiers mois. Mixte ensuite.


## OBSERVATION XXXII

(Nᵒˢ 5 de l'année 1895 et 48 de l'année 1896.—Maternité).


1895. — Joséphine X..., vingt-un ans, primipare.

*Antécédents héréditaires.* — Mère morte phtisique. Père mort affection cardiaque.

*Antécédents personnels.* — Réglée à quinze ans (irrégulièrement). Variole à dix ans. Scrofulose.

*Grossesse.* — Vomissements les deux premiers mois. Pas d'autres complications.

*Accouchement* à terme. — Garçon, 2,780 grammes ; sixième jour après, poids, 2,700 grammes. Suites normales.

1896. — *Deuxième grossesse.* — Hémoptysies au cinquième mois. Dysurie. Œdème des membres inférieurs.

*Accouchement* à terme. — Garçon, 2,180 grammes ; huit jours après, 1,925 grammes.
Suites de couches physiologiques.


Cette deuxième grossesse est caractérisée par l'apparition d'hémoptysies qui sont significatives chez cette jeune femme prédisposée à la tuberculose.

Remarquons, en outre, que le poids de son deuxième enfant, à la naissance, est inférieur de

600 grammes à celui du premier, ce qui pourrait démontrer l'existence d'une infection latente et passant inaperçue jusqu'ici.

Le deuxième enfant décroît d'ailleurs très sensiblement dans les jours suivants et son existence est problématique.

## OBSERVATION XXXIII

(N° 215 de l'année 1903. — Clinique d'accouchements).

### Cas de rachitisme et coxo-tuberculose.

Gabrielle X..., primipare, âgée de dix-sept ans.

*Antécédents héréditaires.* — Père mort tuberculeux à quarante-sept ans (un frère mort à deux mois de tuberculose intestinale). Mère bien portante.

*Antécédents personnels.* — Nourrie au sein jusqu'à dix-huit mois. A marché à deux ans et demi. Réglée à quatorze ans, irrégulièrement. Rougeole à trois ans et à treize ans (deuxième fois). Bronchite à sept ans, répétée à onze ans. Actuellement ne s'enrhume pas facilement. Coxalgie vers dix ans.

*Grossesse.* — Bonne.

*Examen de la malade.* — Facies de rachitique. Sternum légèrement convexe. Chapelet sterno-costal peu prononcé. Légère incurvation des fémurs. Scoliose dorsale gauche.

*Accouchement.* — Provoqué à huit mois (bassin rétréci asymétrique).

*Suites de couches.* — Normales.

*Enfant.* — Pesant 2,100 grammes. Mise en couveuse. Allaitée par sa mère.

Il nous a paru intéressant de citer ce cas de coxo-tuberculose chez une rachitique, dont la grossesse a évolué normalement, l'accouchement provoqué n'ayant été suivi d'aucune complication.

---

## SOMMAIRE DES TABLEAUX

COMPRENANT LES QUATRE CATÉGORIES SUIVANTES

1° Les femmes atteintes de tuberculose pulmonaire avérée ;

2° Celles ayant présenté des symptômes suspects de tuberculose pulmonaire, mais dont les signes d'auscultation ne sont pas caractéristiques ;

3° Celles ayant présenté des manifestations de tuberculose locale, non pulmonaire ;

4° Une série de femmes qui, issues de mères tuberculeuses, n'ont présenté elles-mêmes aucun symptôme de tuberculose pulmonaire, et dont la seule manifestation, pouvant témoigner de la prédisposition héréditaire, réside dans la notable diminution du poids de leurs enfants (moyenne, 2,796 grammes).

---

# STATISTIQUE DES CAS DE TUBERCULOSE

### Constatés à la Clinique d'Accouchements (Service de M. le Professeur Audebert) et à la Maternité
#### PENDANT LES ANNÉES 1896-1905

**GROSSESSES ANTÉRIEURES**

| ANNÉE | N° D'OBSERVATION (Registres hospitaliers) | ÂGE | ANTÉCÉDENTS HÉRÉDITAIRES | ANTÉCÉDENTS PERSONNELS | PARITÉ | Prématurés | Avortements | À terme | Enfants Vivants | Enfants Morts |
|---|---|---|---|---|---|---|---|---|---|---|
| 1896 | 15 | 31 | Père mort phtisique.. | | V | | | 4 | 4 | |
| — | 46 | 19 | Mère tuberculeuse.... | Fièv. typhoïde à 7 ans. Pneumonie. | I | | | | | |
| 1898 | 84 | 20 | Mère morte flux. poit. | Manifestations tubercul. (?)... | I | | | | | |
| 1899 | 8 | 30 | Mère morte suites de couches. | Chloro-anémie... | III | 2 | | | | 2 |
| — | 154 | 26 | | Bronchite à répétition (?) Pleurésie à 23 ans. | II | | | 1 | 1 | |
| — | 194 | 25 | Parents morts (?)... | Diphtérie à 7 ans. F. typhoïde à 8 et 21 ans. Chloro-anémie. | IV | 1 | 2 | | | 3 |
| — | 247 | 21 | ........ (?) ........ | Variole à 7 ans. Fièv. typhoïde à 13 ans. | I | | | | | |
| 1900 | 11 | 22 | | Bronch. à répétit. Fièv. typh. à 12 ans. santé médioc. Partic.: Spina bifida et méningocèle. | I | | | | | |
| — | 28 | 28 | | Chloro-anémie. Hémoptysie... | II | | | 1 ? | | ? |
| — | 37 | 31 | | Anémie. Bronchite à répétition depuis 28 ans. | I | | | | | |
| 1901 | 15 | 27 | | Fièvre scarlatine à 25 ans. Chloro-anémie. | IV | | 1 | 2 | 2 | |
| — | 97 | 23 | | Mal de Pott. Fièvre typhoïde à 20 ans. Aménorrhée. | I | | | | | |
| 1902 | 129 | 37 | Père tuberculeux..... | Pneumonie à 19 ans. Bronchite à répétit. depuis 31 ans. | IV | 2 ? | | 1 | 1 | |
| — | 131 | 20 | | Bronchite à 10 ans.... | I | | | | | |
| — | 225 | 19 | Père mort phtisique.. | Bronchite à répétition. Laryngite. | I | | | | | |
| — | 246 bis | 20 | | | I | | | | | |
| — | 229 | 20 | | Chloro-anémie. Aménorrhée. Plusieurs hémoptysies. | III | 1 | | 1 | 1 | 2 |
| 1903 | 5 | 19½ | Mère morte phtisique. Père mort pneumonie (?). | Variole à 13 ans. Bronchite à répétition. | II | | | 1 | 1 | |
| — | 35 | 27 | | Bronchite. Anémie (?) et fatigue depuis le premier accouchement. | IV | | | 3 | 2 | 1 (a méningite) |
| — | 60 | 20 | Père mort phtisique. Mère et une sœur tuberculeuses. | Chloro-anémie(?). Aménorrhée | I | | | | | |
| — | 76 | 20 | Mère morte phtisique. Un frère tuberculeux. | Cohabitation avec mère tuberculeuse. | I | | | | | |
| — | 80 | 24 | | État maladif depuis la naissance. Bronchite suspecte depuis un an. Métrite. | II | 1 | | | | 1 |
| — | 111 | 29 | | Diphtérie à 7 ans. Bronchite à répétition. Enrouements fréquents. Sueurs nocturnes. | III | 2 | | | | 2 |
| — | 133 | 35 | Parents morts phtisiques. | Bronch. à répét. (?) Fièv. typh. à 4 ans. Rhumat. à 19 ans. | III | | | 2 | 2 | |
| 1904 | 24 | [illegible] | | Dyspepsie chronique. Anémie. | II | | | ? | | 1 (diphtérie) |

**DERNIÈRE GROSSESSE**

| ANNÉE | N° D'OBS. | ÂGE | ACCIDENTS DE LA GROSSESSE | Prématurés | Avortements | À terme | Allait. Maternel | Allait. Artificiel | Allait. Mercenaire | COMPLICATIONS de l'accouchement ou des suites | ÉTAT à la SORTIE | POIDS à la NAISSANCE | POIDS à la SORTIE | ÉTAT à la SORTIE |
|---|---|---|---|---|---|---|---|---|---|---|---|---|---|---|
| 1896 | 15 | 31 | Hémoptysies aux 6e et 7e m. | | | 1 | 1 | | | | Bon. | 2.500 g. | 7e j. 2.430 g. | Passab. |
| — | 46 | 19 | Symptómes de tuberculose pulmonaire 1er degré. | | | 1 | 1 | | | | id. | 3.100 g. | 13e j. 3.020 g. | Bon |
| 1898 | 84 | 20 | Symptómes de tuberculose pulmonaire 1er degré. | | | ? | | | | Fièvre. Tachycardie. | Évacuée en médecine le 11e j. | 2.330 g. | 3e jour, évacuée crèche | id. |
| 1899 | 8 | 30 | Toux quinteuse. Hémoptysies les premiers mois. | | | 1 | 1 | | | | Bon. | 2.570 g. | 10e j. 2.570 g. | id. |
| — | 154 | 26 | Hémoptysie abondante au 5e mois. | | | 1 | 1 | | | | id. | 3.530 g. | 11e j. 3.600 g. | id. |
| — | 194 | 25 | Hémoptysie. Toux quinteuse. Métrorragie. | | 1 | | | | | Fièv. au début. | id. | | | |
| — | 247 | 21 | Hémoptysies. Métrorragie. | 8e m. | | | | | | | id. | 1.950 g. / 1.580 g. | | Décd. à 4 h. / Déc. à 34 h. |
| 1900 | 11 | 22 | Toux. Dyspnée intense. Grippe (?). | 8 m.½ | | | | | | Fièvre. | id. | 2.780 g. | | Décéd. à 48 h. |
| — | 28 | 28 | Grippe. Épistaxis. Métrorragie. | 8e m. | | | | | | | id. | 1.710 g. | | Décéd. 15 h. ap. |
| — | 37 | 31 | Toux quinteuse. Fièvre pendant toute la grossesse. Vomiss. continus. | 8e m. | | | | | | Infect. généralisée. | Décédée 14e jour. | 2.300 g. | | Décéd. 7 jour. |
| 1901 | 15 | 27 | Hémoptysie au 5e mois, suivie de toux quinteuse. | 8 m.½ | | | | | | Fièvre. | Passable 7e jour. | 2.210 g. | | Décéd. 26 h. ap. |
| — | 97 | 23 | Hémoptysie... | | | 1 | 1 | | | Fièv. au début. | Bon 15e jour. | 2.680 g. | 18e j. 3.080 g. | Bon |
| 1902 | 129 | 37 | Bronchite (?)... | | 3 m. | | | | | Fièv. au début. | Bon 10e jour. | | | |
| — | 131 | 20 | Hémoptysies aux 5e et 7e m. | 8e m. | | | Gatag | | | | Bon. | 1.830 g. | 11e j. 1.670 g. | |
| — | 225 | 19 | Hospitalisée le 1er m. pour bronchite suspecte. Augment. de toux le 9e mois. | | | 1 | | | 1 | Fièv. au début. | Assez bon 13e jour. | 3.140 g. | Parti le lendemain en nourrice. | Bon |
| — | 246 bis | 20 | Symptómes de tuberculose pulmonaire 1er degré.... | | | 1 | | | 1 | Fièv. au début 38°,5. | Bon 10e jour. | 3.180 g. | 10e j. 3.200 g. | id. |
| — | 229 | 20 | Hémoptysies. Vomissem. contin. Céphalée intense. | | 3 m. | | | | | Fièv. au début 37°,5. | Bon. | | | |
| 1903 | 5 | 19½ | Bronchite(?). Menstruation les six premiers mois. | 8 m.½ | | 1 | | | | | id. | 2.880 g. | 6e j. 2.900 g. | Bon |
| — | 35 | 27 | Pleurésie. Pyopneumothorax. Symptómes de tubercul. pulm. 1er degré.. | | | 1 | | 1 | | Fièvre du 10e au 25e jour, 37°,5. | Passable 25e jour. | 3.930 g. | 10e j. 3.680 g. | id. |
| — | 60 | 20 | Symptómes de tuberculose pulm. Bronch. au 8e mois. | | | 1 | | | Nrce. | | Bon. | 2.800 g. | 18e j. 2.870 g. | ? |
| — | 76 | 20 | Bronchite(?) 7e mois. Symptómes de tubercul. pulmonaire 1er degré. | | | 1 | 1 | | | | id. | 2.750 g. | 10e j. 2.730 g. | Bon |
| — | 80 | 24 | Toux. Amaigrissem. Hémoptysies. | 7e m. | | | | | | | id. | 1.760 g. | | Décédé 3e jour. |
| — | 111 | 29 | Symptómes de tubercul. pulmonaire 1er degré. | | 3 m.½ | | | | | Hémorragie (délivrance). Fièv. au début. | id. | | | |
| — | 133 | 35 | Toux incessante. Dyspnée. Vomissements continus. | 8e m. | | | 1 | | | | id. | 2.800 g. | 18e j. 2.900 g. | Bon |
| 1904 | 24 | [illegible] | Signes tub. pulm. 1er degré sommet gauche. Pyélonéphrite. Leucorrhée. Vaginite granuleuse. | 6e m. | | | | | | Stercorémie... | Bon 15e jour. | 1.980 g. | | Mort 24 h. ap. |

# STATISTIQUE DES CAS DE TUBERCULOSE

Constatés à la Clinique d'Accouchements *(Service de M. le Professeur Audebert)* et à la Maternité, pendant les années 1895-1905.

[SUITE]

Colonnes — **Grossesses antérieures** : Parité ; Accouchements (Prématurés, Avortements, À terme) ; Enfants (Vivants, Morts). **Dernière grossesse** : Accidents de la grossesse ; Accouchements (Prématurés, Avortements, À terme) ; Mode d'Allait. (Maternel, Artificiel, Mercenaire) ; Complications de l'accouchement ou des suites ; État à la sortie ; Enfant (Poids à la naissance, Poids à la sortie, État à la sortie).

| Année | N° d'observation | Age | Antécédents héréditaires | Antécédents personnels | Parité | Prém. | Avort. | À terme | Viv. | Morts | Accidents de la grossesse | Prém. | Avort. | À terme | Mat. | Artif. | Merc. | Complications de l'accouchement ou des suites | État à la sortie | Poids à la naissance | Poids à la sortie | État (enfant) |
|---|---|---|---|---|---|---|---|---|---|---|---|---|---|---|---|---|---|---|---|---|---|---|
| 1904 | 35 | 18½ | ............ | ............ | I | | | | | | Signes de tubercul. pulm. 1er degré. Grippe (?) au 8e mois. Amaigrissement. Diarrhée. Dyspnée. | | | 1 | ? | | | Fièv. au début. | Bon 15e jour. | 2.600 g. | 14e j. 2.700 g. | Bon. |
| — | 77 | 30 | Père mort phtisique... | Pleurésie à 15 ans. Chloro-anémie. État maladif (?). | I | | | | | | Bronchite du 2e au 5e mois. Epistaxis. Albuminurie. Métrorragie. | | 1 | 1 | | | | ............ | Id. | 2.140 g. | 6e j. 2.010 g. | ? |
| — | 94 | 20 | Enfant assistée........ | Chloro-anémie............ | I | | | | | | Signes de tuberculose pulmon. Dyspnée intense depuis le 8e mois. | | 1 | 1 | | | | Angine. Lymphangite. Phlegmatia alba dolens. | Bon 3 mois après. | 3.070 g. | 3 m. 5.100 g. | Bon. |
| — | 151 | ? | Père mort phtisique... | ............ | II | | | 1 | | | Bronchite avec expectoration abondante. Dyspnée intense. Amaigrissement. | 8e m. | | | | | | Fièvre (max. 41° le 28e jour). | Transportable 25e jour. Sort. à m. déc. | 1.700 g. | 22e j. 1.230 g. | Décédé. |
| 1905 | 4 | 23 | ......... (?) | Tubercul. des gangl. mésentérique, à 3 ans. Rachit. Chloro-anémie dep. 15 ans. Maladie mitrale. 1re crise de rhumat. art. aigu à 21 a. Misère physiol. | I | | | | | | Symptômes de tuberculose pulmonaire 1er degré. Crise rhumatismale articulaire aigue. Anorexie. | Xe m. Provoq. | | | | | | Fiév. (39°,8) jusqu'au 25e jour bronch. Rhumatisme. | Évacuée médecine 18 mois après, 3e degré | 2.230 g. | 25e j. 2.500 g. | Bon |
| — | 19 | 24 | Mère morte phtisique. | Chloro-anémie. Fluxion de poitrine (?) à 23 ans. | II | 7m. | | | 1 | | Pleuropneumonie............ | 7e m. | | | | | | Mort le lendem. de l'accouch. | ............ | 1.750 g. | ............ | Mort à 48 h. |
| — | 27 | 25 | Parents morts (?)...... | Fluxion de poitrine jusqu'à 12 ans. Rougeole à 21 ans. | I | | | | | | Signes de tubercul. pulm. 1er deg. Toux quinteuse. | | | 1 | | | | ............ | Bon 12e jour. | 2.020 g. | ............ | Mort-né. |
| — | 59 | ? | Famille de cinq personnes mortes tuberculeuses. | Bronchite à répétition........ | V | 3 | | | | 2 | Bronchite (?) Signes 1er deg. | | | | | | | ............ | Bon. | 1.330 g. | ............ | Mort à 24 h. |
| — | 79 | 19 | ............ | Fluxion de poitrine à 17 ans. | I | | | | | | Toux incessante avec expectoration. Symptômes de tuberc. pulm. 1er deg. | | | 1 | gau. | | | Fièvre......... | 25e jour, médioc. | 3.350 g. | 25e j. 3.150 g. | ? |
| — | 219 | 18½ | ............ | Bronchite à 17 ans. Toux persistante et amaigrissement progressif. | I | | | | | | Bronchite. Dyspnée intense. Fièvre. Sueurs profuses. | | | 1 | | | 1 | Fiév. au début. | Mort six mois après. | 2.700 g. | 8e j. 2.550 g. | ? |

## MATERNITÉ

| Année | N° d'observation | Age | Antécédents héréditaires | Antécédents personnels | Parité | Prém. | Avort. | À terme | Viv. | Morts | Accidents de la grossesse | Prém. | Avort. | À terme | Mat. | Artif. | Merc. | Complications de l'accouchement ou des suites | État à la sortie | Poids à la naissance | Poids à la sortie | État (enfant) |
|---|---|---|---|---|---|---|---|---|---|---|---|---|---|---|---|---|---|---|---|---|---|---|
| 1896 | 48 (n°s 118 bis) | 22 | Mère morte phtisique. Sœur tuberculeuse. | Scrofule. Variole à 10 ans .... | II | | 1 | | ? | | Hémoptysie 7 mois, œdème des membres inférieurs. | | 1 | | ? | | | ............ | Bon. | 2.180 g. | 8e j. 1.925 g. | Faible |
| 1900 | 50 | 23 | ............ | Bronchite à répétition (?)...... | I | | | | | | Toux incessante. Dyspnée. Amaigrissement considérable. signes 1er degré. | | 1 | | | | | ............ | Id. | 2.800 g. | 7e j. 2.780 g. | Id. |
| — | 54 | 22 | ............ | ............ | I | | | | | | Pleurés. 6e mois. Toux. Anorexie. Amaigr. Apparit. de sympt. de tub. pulm. | 8e m. | | | | | | ............ | Id. | 1.570 g. | ............ | Mort 4e jour |
| — | 64 | 26 | Mère morte phtisique. | Fièvre typhoïde. Phlegmon de l'aisselle opéré à 25 ans. | II | | ? | | ? | | Signes de tuberculose pulmonaire côté droit. | 8e m.½ | | | | | | Fièvre......... | Passable 10e jour. | 3.300 g. | 4e j. 3.000 g. | ..... |
| 1901 | 15 | 25 | Père mort phtisique... | Scrofulo-tuberculose. Bronchite à répétition. Misère physiologique. | I | | | | | | Bronchite. Dyspnée. Évolution lente de la tubercul. pulmonaire. | | 1 | | 1 | | | Fièvre la 1re semaine (38°,7). | Id. 10e jour. | 2.600 g. | 10e j. 2.575 g. | (?) Inscrite à la crèche. |
| 1902 | 43 | 32 | Inconnus (?)............ | Symptômes tubercul. pulmon. | II | | 1 | | | 1 | Dyspepsie. Anémie. Dysurie. Bronchite. | | | 1 | | | | Fièvre la 1re semaine (38°). | 46e jour, ass. bien. | 1.670 g. 1.970 g. | 35e j. 1.430 g. 42e j. 1.700 g. | ? |
| — | » | 33 | ............ | Fièv. typhoïde à 10 ans. Chloro-anémie. Bronchite à répétit. depuis 28 ans. État de santé médiocre. | I | | | | | | Bronchite. Vomissements. Amaigrissement. | | 1 | | 1 | | | Fièvre (galactophorite). | Bon. | 2.180 g. | 10e j. 2.025 g. | ? |
| — | 119 | 24 | Père mort coxalgie tuberculeuse. | Bronchite à répétition........ | I | | | | | | Bronchite............ | | 1 | | | 1 | J | Bronch. Sueurs profus. V. 40°. | Médiocre 25e jour. | 3.800 g. | 6e j. 3.750 g. | ? |
| 1904 | 73 | 22 | Mère tubercul. Père mort (?). | Pleurésie à 20 ans. Bronchite à répétition. Aménorrhée ... | I | | | | | | Bronchite depuis le 6e m. Dyspnée. | 8e m.½ | | | 1 | | | Fièvre 37°,5.... | Assez bon 12e jour. | 3.300 g. | 4e j. 3.150 g. | ? |
| — | 77 (119 de 1902) | 26 | Père mort coxalgie tuberculeuse. | Bronchite dep. dern. grossesse. Sueurs profuses. Fièvre. | II | | 1 | | 1 | au jeux | Bronchite. Symptômes de tuberculose au 2e degré. | | 1 | | 1 | | | Toux. Hypodermie (39°,2). | Morte 1 an 1/2 après | 4.180 g. | 4e j. 4.375 g. | Mort à 15 j. |

# Cas suspects de Tuberculose pulmonaire (Clinique d'Accouchements)

Les colonnes sont groupées : **GROSSESSES ANTÉRIEURES** (Accouchements : Prématurés, Avortements, À terme ; Enfants : Vivants, Morts) et **DERNIÈRE GROSSESSE** (Accidents de la grossesse ; Accouchements : Prématurés, Avortements, À terme ; Mode d'Allaitement : Maternel, Artificiel, Mixte nourr. ; Complications ; État à la sortie ; Enfant : Poids à la naissance, Poids à la sortie, État à la sortie).

| ANNÉE | N° D'OBSERV. | AGE | ANTÉCÉDENTS HÉRÉDITAIRES | ANTÉCÉDENTS PERSONNELS | PARITÉ | G.A. Prématurés | G.A. Avortements | G.A. À terme | G.A. Vivants | G.A. Morts | ACCIDENTS DE LA GROSSESSE | D.G. Prématurés | D.G. Avortements | D.G. À terme | Maternel | Artificiel | Mixte nourr. | COMPLICATIONS de l'accouchement ou des suites | ÉTAT à la SORTIE | POIDS à la naissance | POIDS à la sortie | ÉTAT à la sortie |
|---|---|---|---|---|---|---|---|---|---|---|---|---|---|---|---|---|---|---|---|---|---|---|
| 1896 | 120 | 28 | ............ | Pleurésie à 24 ans.......... | III | | | 2 | 2 | | Exagération de la dyspnée. | 8 m.½ | | | 1 | | | ............ | Bon. | 2.380 g. | 12°j. 2.580 g. | Bon |
| 1897 | 68 | 22 | Mère tuberculeuse.... | Hémoptysies à 12 ans......... | I | | | | | | Albumine. Vomiss. incoerc. | | | 1 | 1 | | | ............ | id. | 3.380 g. | 8°j. 3.480 g. | id. |
| — | 147 | 40 | Parents morts phtisiques. | Deux fluxions de poitrine à 28 et 30 ans. | VII | 2 | | 4 | 5 | 1 | ................ | 7 m.½ | | | 1 | | | ............ | As.-bien. | 1.960 g. | 11°j. 2.030 g. | ? |
| — | 232 | 23 | ....... Id. ....... | Chloro-anémie. Fièv. typhoïde à 13 ans. Influenza à 20 ans. Bronchite ayant duré 3 mois. | I | | | | | | Chloro-anémie (?) Céphalalgies fréquentes. Leucorrhée. | | | 1 | ? | | | ............ | Bon. | 2.550 g. | 14°j. 2.690 g. | Bon |
| 1899 | 155 | 23 | ............ | Hémoptysie (durée 3 jours). Aménorrhée à 18 ans. | I | | | | | | Anorexie. Leucorrhée..... | 8e m. | | | 1 | | | ............ | id. | 2.610 g. | 12°j. 3.160 g. | id. |
| — | 159 | 19 | Père tuberculeux. Mère morte (?). | Fièvre typhoïde à 13 ans. Flux. de poitrine à 14 et 15 ans. Bronchites fréquentes et enrouements. | I | | | | | | Diarrhée. Albuminurie... | | | 1 | 1 | | | ............ | id. | 3.200 g. | 12°j. 3.180 g. | id. |
| — | 226 | 21 | Mère morte phtisique. | Fluxion de poitrine à 19 ans. Dyspnée fréquente. Aménorrhée. | I | | | | | | Exagération de la dyapnée. Métrorragie (3e et 4e mois) | 8e m. | | | 15 j. | In-suite. | | ............ | id. | 2.730 g. | 15°j. 2.570 g. | Médiocre |
| — | 239 | 25 | ............ | ............ | I | | | | | | Diarrhée et vomissements incoercibles. Syncopes. Amaigriss. considérable. | 8e m. | | | | | | Diarrhée, vomissements, hypothermie, tachycardie. (P. 134). | Évacuée en méd. | 1.750 g. | ............ | Mort 1er jour |
| 1900 | 76 | 24 | ............ | ............ | I | | | | | | Hémoptysie ayant duré une semaine au début 8e mois. | | | 1 | 1 | | | Fièv. au début. | Bon. | 3.680 g. | 11°j. 3.850 g. | Bon |
| — | 78 | 29 | ............ | Cyphose dorsale. Deux flux. de poitrine et pleurésie. | I | | | | | | Albuminurie. Epistaxis... | | | 1 | d'abord | | In-suite. | ............ | id. | 2.380 g. | 16°j. 2.350 g. | id. |
| — | 102 | 29 | Parents morts phtisiques. | Fièv. typhoïde à 20 ans. Fièv. scarlat. Chloro-anémie (?). | II | | | 1 | 1 | | ................ | | 2m. | | | | | Fièv. au début. | id. | ............ | ............ | ............ |
| — | 188 | 26 | Mère morte phtisique. | F. typhoïde à 12 ans. Bronch. | III | | | 2 | 2 | | Diarrhée incoercible...... | 8m.½ | | | | | | ............ | id. | 2.600 g. | ............ | Mort lendemain jour |
| — | 214 | 30 | ....... Id. ...... | Bronchite à répétition. | II | | | 1 | 1 | | Bronchite............ | | | 1 | 1 | | | ............ | id. | 3.050 g. | 10°j. 3.190 g. | Bon |
| — | 222 | 25 | ............ | Chloro-anémie. Hémoptysie... | I | | | | | | ................ | | | 1 | 1 | | | Fièv. au début (galactophorite). | id. | 3.810 g. | 14°j. 3.900 g. | id. |
| 1901 | 145 | 25 | ............ | Anémie de 15 à 16 ans. Cohabitation avec mari phtisique. | III | 1 | | 1 | | 2<br>(1 mal de Pott) | Diarrhée. Métrorragie..... | 7e m. | | | 1 | | | ............ | id. | 2.000 g. | 14°j. 1.800 g. | Médiocre |
| — | 186 | 31 | Parents morts phtisiques. | Variole à 7 ans. Affection cardiaque (?) Chloro-anémie. | I | | | | | | Exagération de la dyspnée. Palpitations. Œdème des membres inférieure. État médiocre. | Presq. | | | 1 | | | ............ | id. | 2.510 g. | 21°j. 2.900 g. | Bon |
| — | 215 | 23 | Mère morte phtisique. | Pleurésie à 30 ans............ | II | | | 1 | 1 | | Epistaxis périodiques..... | | | 1 | | | | Fièv. au début, (galactophorite). | ............ | ............ | ............ | Mort pendant Travail |
| 1902 | 44 | 23 | ........ (?) ........ | F. typhoïde à 15 ans. Aménorrhée. Rachitisme. | I | | | | | | Hémoptysies 5e mois. Epistaxis. | | | 1 | | | 1 | ............ | id. | 2.930 g. | 20°j. 3.000 g. | Bon |
| — | 192 | 24 | ............ | ............ | II | 6 m.½ | | 1 | | | Hémoptysie 4e mois (durée une semaine). | 7 m.½ | | | 1 | | | ............ | id. | 2.110 g. | 10°j. 2.200 g. | id. |
| 1903 | 31 | 42 | ............ | Chloro-anémie à 18 ans. Bronchite à répétition. Affection cardiaque (?). | II | | | 1 | 1 | | Bronchite............ | 7 m.½ | | | | 1 | | Fièv. au début. | Passable. | 2.200 g. (misérable) | 12°j. 2.100 g. | ? |
| — | 86 | 27 | ............ | Pneumonie à 15 ans......... | III | | | 2 | 2 | | Légère diminution, murmure vésiculaire sommet droit (seul signal) | | | 1 | ? | | | ............ | As.-bien. | 2.950 g. | 12°j. 3.370 g. | ? |
| — | 153 | 24 | Mère morte tuberculeuse. Sœur morte fluxion de poitr. (?). | Flux. de poitrine (?) Anémie. Allaitée par mère tubercul. | I | | | | | | Bronchite 3e mois. Anorexie. | | | 1 | | | | ............ | Bon. | ............ | ............ | Mort pendant Travail |
| 1904 | 12 | 22 | Mère morte phtisique à 25 ans. | Bronchites (?) à 12 et 15 ans. Grippe à 22 ans. | I | | | | | | ................ | | | 1 | 1 | | | Fièv. au début. (Stercorémie). | id. | 3.150 g. | 15°j. 3.170 g. | ? |
| — | 142 | ? | Mère morte tuberculeuse à 53 ans. | ............ | V | | | 3 | 2 | 1<br>(1 à 3 ans méningite) | Grippe infectieuse (?)...... | | 2m. | | | | | Fièvre.......... | ............ | ............ | ............ | ............ |

## Cas suspects de Tuberculose pulmonaire (Clinique d'Accouchements) *(Suite)*.

**GROSSESSES ANTÉRIEURES** (Accouchements : Prématurés / Avortements / À terme — Enfants : Vivants / Morts)

| ANNÉE | N° D'OBS. (Reg. hosp.) | ÂGE | ANTÉCÉDENTS HÉRÉDITAIRES | ANTÉCÉDENTS PERSONNELS | PARITÉ | Prématurés | Avortements | À terme | Vivants | Morts |
|---|---|---|---|---|---|---|---|---|---|---|
| 1904 | 207 | 21 | Parents inconnus...... | Adénopathie. Aménorrhée.... | I | | | | | |
| — | 220 | 22 | Une sœur morte tuberculeuse. | ............ | I | | | | | |
| 1905 | 63 | 36 | Père mort pleurésie (?) | Bronchite(?) chronique...... | IX | | | 8 | 3 | 5 en b. âge |
| — | 93 | 21 | ............ | Bronchite (?) suivie de pleurésie à 15 ans. Aménorrhée. | I | | | | | |
| — | 144 | 20 | Père mort tuberculeux à 44 ans. | Bronch. à 5 et 8 ans. Variole à 6 ans. Anémie (?) depuis 10 ans. | I | | | | | |
| — | 190 | 23 | Père mort tuberculeux | Cohabit. mari bronchitique (?). | II | | 3m. | | | |
| — | 226 | 37 | Mère, 3 frères et sœurs morts (?) Père mort rhumatisant. | Anémie. Rachitisme. Adénite inguino-crurale. Bronchite à répétition. | II | 1 | | | | 1 à l'accou. |
| | 233 | 26 | ............ | Cohabitat. mari tubercul. Anémie à 14 ans. Aménorrhée. | VI | 2 | | 3 | 1 | 4 en b. âge |
| | 241 | 34 | ............ | Rachitisme. Bronch. (?) à répét. Anémie (?) depuis 29 ans. | II | 1 | | | | 1 à 1 mois |
| | | | **MATERNITÉ** | | | | | | | |
| 1895 | 5 | 21 | Mère morte phtisique. | Variole à 10 ans. Scrofulose. État général médiocre. | I | | | | | |
| — | 94 | 35 | ............ | Bronchite. Anémie à répétition. | I | | | | | |
| 1896 | 59 | 21 | ............ | Pneumonie à 15 ans. Toux fréquente depuis. | II | 1 | | | | à 2 jours |
| 1897 | 45 | 20 | Mère morte phtisique. | Chloro-anémie............... | I | | | | | |
| 1898 | 67 | 21 | Mère morte néoplasme. Père mort aff. gastrique. | Bronchite (?)............. | I | | | | | |
| | 84 | 22 | ........ (?). | Fluxion de poitrine à 15 ans. Aménorrhée. Rhumatisme. | I | | | | | |
| 1899 | 65 | 26 | ........ (?). | .............. | I | | | | | |
| — | 94 | 34 | ............ | Bronchite à répétition. État de santé médiocre. | II | 1 1/2 a | | | | 1 à 3 mois |
| 1900 | 103 | 39 | Parents morts tuberculeux. | Bronchite à répétition. Anémie (?). | X | | 3 | 6 | 2 | 4 en b. âge |
| 1901 | 110 | 25 | Mère phtisique. Père mort néoplasme. | Fluxion de poitrine à 15 ans. | II | | | 1 | 1 | |
| 1903 | 17 | 25 | Mère, 3 flux. de poit... | Bronch. à 23 a., tousse depuis. | I | | | | | |
| — | 18 | 39 | Mère morte fluxion de poit. Frère tubercul. | .............. | XII | | 5 | 6 | 2 | 4 en b. âge |
| | 33 | » | Mère morte phtisique | F. typh. à 17 ans. Deux bronch. | I | | | | | |
| — | 115 | 18 | ............ | Fièvre typhoïde à 13 ans. Aménorrhée. | I | | | | | |
| 1904 | 18 | 26 | ............ | État médiocre. Bronchites fréquentes. | II | 1 à 7 a. e. 1/2 | | | | 1 à 2 mois |
| — | 124 | 25 | ............ | Bronchite suspecte à 20 ans... | II | | 3m. | | | |
| — | 127 | 21 | Mère morte à 27 ans (?). Frère tuberculeux.. | Bronchite à répétition........ | I | | | | | |

**DERNIÈRE GROSSESSE** (Accouchements : Prématuré / Avortements / À terme — Mode d'Allait. : Maternel / Artificiel / Mercenaire — ENFANT : Poids à la naissance / Poids à la sortie / État à la sortie)

| N° D'OBS. | ACCIDENTS DE LA GROSSESSE | Prématuré | Avortements | À terme | Maternel | Artificiel | Mercenaire | COMPLICATIONS de l'accouchement ou des suites | ÉTAT à la SORTIE | POIDS à la naissance | POIDS à la sortie | ÉTAT à la sortie |
|---|---|---|---|---|---|---|---|---|---|---|---|---|
| 207 | Arthropathie symphyso-pubienne et sacro-iliaque double. | | | 1 | 1 | | | Bronchite, angine, diarrhée incoercible. | 20° j. A. B. | 3.800 g. | 14°j. 2.860 g. | Mort broncho-pneum. |
| 220 | Néphrite 3e mois. Albuminurie. Bronchite suspecte 9e mois. | | | 1 | | | | ............ | ........ | 2.380 g. | ........ | Mort 3e jour bronchite |
| 63 | ............ | | | 1 | 1 | | | Fièvre. Sortie sur sa demande, le 10e jour. | ........ | 3.750 g. | 10°j. 3.450 g. | ? |
| 93 | ............ | | | 1 | 1 | | | Fièvre au début | Bon 11e jour. | 3.050 g. | 15°j. 2.000 g. | ? |
| 144 | ............ | | | 1 | 1 | | | Diarrhée...... | Bon 10e jour. | 3.480 g. | 14°j. 3.370 g. | ? |
| 190 | Anorexie. Pyélo-néphrite. | | | 1 | 1 | | | ............ | Bon. | 2.260 g. | 13°j. 2.250 g. | Faible |
| 226 | Anorexie. Métrorragie au 2e mois. | 6e m. | | | | | | ............ | id. | 1.540 g. | (Sclérème). | Mort à 2 j. |
| 233 | Bronchite suspecte...... | | | 1 | 4 m. | | Mixte nrr. | ............ | id. | 3.409 g. | 11°j. 2.550 g. | Bon |
| 241 | Anorexie. Dyspnée. Bronchite suspecte. | | | 1 | 1 | | | ............ | id. | 3.080 g. | 12°j. 2.900 g. ictère le 5e jour | Ass. bon |
| 5 | Chloro-anémie (?) | | | 1 | ? | | | ............ | Passable. | 2.780 g. | 6°j. 2.700 g. | ? |
| 94 | Bronchite. Congestion pulmonaire. État général mauvais. Fièvre. | 1 prév. | | | | | | Fièv. au début | Bon. | 2.700 g. | ........ | Mort-né |
| 59 | Amaigrissement. Anémie. | | | 1 | | | | Fièv. au début | id. | 3.680 g. | 8°j. 3.100 g. | Mort 1°j. |
| 45 | ............ | | | 1 | | | | ............ | ........ | ........ | ........ | mort-né |
| 67 | Signes douteux de tuberc. pulmonaire, sommets (?) Amaigrissement. | | | 1 | | | | Fièv. au début | Bon. | 3.660 g. | 10°j. 3.690 g. | ? |
| 84 | Toux incessante...... | | | 1 | | | | Fièvre la 1re semaine. | ........ | 3.465 g. | 8°j. 3.280 g. | ? |
| 65 | Pleurésie au 7e mois...... | | | 1 | | | | Fièv. au début | Bon. | 2.780 g. | 8°j. 2.720 g. | ? |
| 94 | Amaigrissement. Insomnie. Fièvre. | 6e m. | | | | | | ............ | ........ | 1.340 g. | ........ | Mort à 20 heures |
| 103 | Pleurodynie (gauche). Dyspnée. Anémie (?). | | | 1 | 1 | | | Fièvre (38°,2). Sortie sur sa demande, 5°j. | Passable. | 3.000 g. | ? | ? |
| 110 | ............ | 7e m. | | | | | | ............ | Bon. | 1.870 g. | 6°j. 1.775 g. | ? |
| 17 | Bronchite...... | | | 1 | ? | | | ............ | id. | 2.930 g. | 10°j. 3 kil. | ? |
| 18 | Névralgie interscapulaire (?) Céphalée. | | | 1 | | | | ............ | ........ | 2.440 g. | 15°j. 2.550 g. | ? |
| 33 | ............ | 8 m.½ | | | 1 | | | ............ | Bon. | 2.410 g. | 14°j. 2.600 g. | ? |
| 115 | Pleurésie gauche (?) au 6e mois. | | | 1 | | | | Fièvre...... | Ass. bon. | 2.880 g. | 10°j. 2.900 g. | ? |
| 18 | Toux. Dyspnée. Douleurs lombaires. | 7e m. | | | | | | ............ | ........ | 2.120 g. | faibl. const. | Morte le 13e jour |
| 124 | Dyspnée. Albuminurie.... | | | 1 | 1 | | | Fièv. au début. Albumine. | ........ | 3.110 g. | 15°j. 3.225 g. | Bon |
| 127 | Bronchite (?)..... | | | 1 | | | | Grippe début. | Bon ensuite. | 2.960 g. | 16°j. 3.180 g. | id. |

Tableau V

## Femmes ayant présenté des manifestations tuberculeuses locales diverses

| ANNÉE | N° D'OBSERVATION des Registres hospitaliers | ÂGE | ANTÉCÉDENTS HÉRÉDITAIRES | ANTÉCÉDENTS PERSONNELS | GROSSESSES ANTÉRIEURES PARITÉ | Prématurés | Avortements | À terme | Vivants | Morts |
|---|---|---|---|---|---|---|---|---|---|---|
| 1896 | 66 | 25 | .............. | Ostéo-arthrite tuberculeuse, pied gauche, à 17 ans. | I | | | | | |
| 1900 | 47 | 18 | .............. | Abcès tuberculeux, enfance. Fièv. typhoïde. | I | | | | | |
| — | 196 | 34 | .............. | Ostéo-arthrite tuberculeuse, médius pied gauche (opérée). | VI | 2 au 4° p. | 1 | 2 | | 5 |
| 1902 | 229 | 30 | Mère morte phtisique | Scrofulose. Otite suppurée pendant l'enfance. Bronchite à répétition. | I | | | | | |
| 1903 | 215 | 17 | Père mort.............. | Coxo-tuberculose et bronchites à 8 et 11 ans. | I | | | | | |
| 1896 | 86 | 36 | Parents morts flux. poit. | Ostéite tuberculeuse de l'ischion droit, opérée à 33 ans. | I | | | | | |
| 1898 | 3 | 24 | Mère morte tubercul. | Coxalgie tuberc. Rachitisme. | II | | | | 1 | ? |
| 1903 | 260 | ? | Père mort tuberculeux | Adénopathie cervicale enfance. Blépharite intense, depuis l'âge de 2 ans. Bronchites. | I | | | | | |

DERNIÈRE GROSSESSE

| ANNÉE | N° | ACCIDENTS DE LA GROSSESSE | Prématurés | Avortements | À terme | Maternel | Artificiel | Mercenaire | COMPLICATIONS de l'accouchement ou des suites | ÉTAT à la SORTIE | ENFANT POIDS à la naissance | POIDS à la sortie | ÉTAT à la sortie |
|---|---|---|---|---|---|---|---|---|---|---|---|---|---|
| 1896 | 66 | Réapparition de l'arthrite au septième mois de la grossesse. | | | 1 | 1 | | | .............. | Bon | 3.050 g. | 14°j. 3.230 g. | ...... |
| 1900 | 47 | .............. | | | 1 | | | | Périmétrite. Fièv. 39°,5 | Passable. | 1.050 g. | ........ | Mort-né. |
| — | 196 | Albuminurie.............. | 8 m.½ | | | 1 | | | .............. | Bon | 2.030 g. | 9°j. 2.120 g. | Bon |
| 1902 | 229 | .............. | | | 1 | 1 | | | .............. | id. | 2.556 g. | 7°j. 2.670 g. | ...... |
| 1903 | 215 | .............. | prévq. | | | 1 | | | .............. | id. | 2.100 g. | 30°j. 3.100 g. | Bon. |
| 1896 | 86 | .............. | | | 1 | | | 1 | .............. | id. | 2.600 g. | ........ | ...... |
| 1898 | 3 | Diarrhée.............. | | | 1 | | | | .............. | id. | 3.320 g. | 11°j. 2.850 g. | Passab. |
| 1903 | 260 | .............. | | | 1 | 1 | | | .............. | ...... | 2.850 g. | 17°j. 2.800 g. | ...... |

Tableau VI

# CLINIQUE D'ACCOUCHEMENTS

## Femmes ayant toutes comme antécédent héréditaire : Mère morte tuberculeuse, et ne présentant aucun symptôme elles-mêmes

| ANNÉE | N° D'OBSERVATION du REGISTRE | ÂGE | PARITÉ | ENFANTS VIVANTS | DERNIER ACCOUCHEMENT Prématurés | Avortements | À terme | ENFANT POIDS à la naissance | POIDS à la sortie | ÉTAT à la sortie |
|---|---|---|---|---|---|---|---|---|---|---|
| 1896 | 43 | 24 | I | | | | 1 | 3.130 gr. | 10°j. 2.780 g. | Passab. |
| — | 27 | 33 | III | 2 | | | 1 | 3.030 gr. | 10°j. 3.080 g. | Bon. |
| — | 39 | 21 | I | | | | 1 | 3.470 gr. | 14°j. 3.370 g. | ? |
| — | 97 | 26 | IV | 3 | 8 m. | | | 2.110 gr. | 8°j. 2.200 g. | Ass. Bon. |
| — | 101 | 22 | I | | 7 m. | | | 1.020 gr. | ........ | Mort le lend. |
| — | 105 | 21 | I | | | | 1 | 2.090 gr. | 9°j. 2.260 g. | Bon. |
| — | 119 | 17 | I | | 8 m. | | | 1.860 gr. | 13°j. 1.800 g. | Mort. |
| — | 124 | 41 | VII | 5 | | | 1 | 3.480 gr. | 6°j. 3.550 g. | Bon. |
| — | 131 | 21 | II | | 7 m. | | | 1.780 gr. | 8°j. 1.850 g. | Passab. |
| — | 149 | 21 | I | | 8 m.½ | | | 2.470 gr. | 13°j. 2.080 g. | Passab. |
| — | 187 | 25 | IV | 2 | | | 1 | 2.540 gr. | 8°j. 2.790 g. | ........ |
| — | 213 | 23 | I | | | | 1 | 3.900 gr. | 10°j. 3.800 g. | Bon. |
| — | 216 | 24 | II | | | | 1 | 3.190 gr. | 10°j. 3.230 g. | id. |
| 1897 | 81 | 36 | VII | 6 | | | 1 | 3.470 gr. | 12°j. 3.450 g. | id. |
| — | 168 | 24 | I | | | | 1 | 3.420 gr. | 15°j. 3.540 g. | id. |
| — | 194 | 22 | I | | 7 m.½ | | | 1.760 gr. | ........ | Mort 8°j. |
| 1897 | 223 | 23 | II | 1 | 8 m. | | | 2.270 gr. | 12°j. 2.160 g. | Mort 12 j. ap. |
| 1898 | 16 | 14 | I | | | | 1 | 3.070 gr. | 14°j. 3.320 g. | Bon. |
| — | 33 | 32 | II | 1 | | | 1 | 2.930 gr. | 9°j. 3.150 g. | id. |
| — | 57 | 28 | I | | | | 1 | 2.200 gr. | 11°j. 2.340 g. | Ass. Bon. |
| — | 138 | 20 | I | | | | 1 | 3.200 gr. | .......... | M.-né (bassiot.) |
| — | 143 | 23 | III | ? | | | 1 | 3.250 gr. | 21°j. 3.510 g. | Bon. |
| — | 158 | 31 | V | 3 | | | 1 | 2.200 gr. | 9°j. 2.230 g. | id. |
| — | 162 | 24 | II | | | | 1 | 2.700 gr. | 10°j. 2.690 g. | id. |
| — | 173 | 24 | I | | | | 1 | 1.910 gr. | ? | Mauvais. |
| — | 220 | 32 | I | | | | 1 | 3.450 gr. | 12°j. 3.490 g. | Bon. |
| — | 243 | 29 | I | | | | | 2.840 gr. | .......... | Mort-né. |
| 1899 | 34 | 21 | I | | | | 1 | 2.900 gr. | 22°j. 3.250 g. | Bon. |
| — | 57 | 23 | II | | | | | 2.450 gr. | 11°j. 2.700 g. | id. |
| — | 63 | 23 | II | ? | | | 1 | 3.700 gr. | 11°j. 3.570 g. | id. |
| — | 66 | 24 | II | 1 | | | 1 | 2.980 gr. | 8°j. 3.000 g. | ........ |
| — | 113 | 20 | II | 1 | 8 m. | | | 2.200 gr. | 12°j. 2.200 g. | Passab. |

# CLINIQUE D'ACCOUCHEMENTS *(Suite.)*

**Femmes ayant toutes comme antécédent héréditaire : Mère morte tuberculeuse, et ne présentant aucun symptôme elles-mêmes**

| ANNÉE | N° d'observation du registre | ÂGE | PARITÉ | ENFANTS VIVANTS | DERNIER ACCOUCHEMENT Prématurés | Avortements | À terme | ENFANT POIDS à la NAISSANCE | POIDS à la SORTIE | ÉTAT à la SORTIE |
|---|---|---|---|---|---|---|---|---|---|---|
| 1899 | 173 | 30 | VII | | | | 1 | 3.650 gr. | 6e j. 3.700 g. | Bon. |
| — | 229 | 22 | I | | | | 1 | 2.880 gr. | 14e j. 2.700 g. | Passab. |
| 1900 | 171 | 23 | II | 1 | | | 1 | 3.020 gr. | 15e j. 3.230 g. | id. |
| — | 216 | 44 | VII | 6 | | | 1 | 3.360 gr. | 9e j. 3.360 g. | id. |
| 1902 | 3 | 30 | V | 2 | 8 m. | | | 2.350 gr. | 9e j. 2.320 g. | id. |
| — | 206 | 21 | I | | | | 1 | 2.320 gr. | 10e j. 2.360 g. | id. |
| 1903 | 2 | 33 | III | 2 | | | 1 | 3.610 gr. | 25e j. 2.770 g. | id. |
| — | 88 | 25 | I | | | | 1 | 3.030 gr. | 8e j. 3.150 g. | Bon. |
| — | 158 | 28 | III | 1 | | 1 | | . . . . . | . . . . . | . . . . . |
| — | 159 | ? | III | | 8 m. ½ | | | 2.820 gr. | Mort-né. | . . . . . |
| — | 170 | 27 | I | | | | 1 | 2.930 gr. | 13e j. 3.120 g. | Bon. |
| 1904 | 46 | 18 | I | | | | 1 | 3.200 gr. | 16e j. 3.300 g. | id. |
| — | 92 | 24 | I | | | | 1 | 3.100 gr. | 17e j. 2.950 g. | ? |
| — | 106 | ? | I | | | | 1 | 2.750 gr. | 14e j. 2.600 g. | Bon. |
| — | 111 | 22 | I | | 8 m. | | | 2.480 gr. | 20e j. 2.320 g. | id. |
| — | 170 | 34 | VII | 4 | | | 1 | 4.250 gr. | 19e j. 4.250 g. | id. |
| 1905 | 187 | 28 | II | 1 | | | 1 | 3.570 gr. | 11e j. 3.700 g. | id. |
| — | 195 | 33 | III | 2 | | | 1 | 2.580 gr. | 15e j. 2.650 g. | Passab. |
| — | 198 | ? | VI | 3 | | | 1 | 3.200 gr. | 15e j. 3.800 g. | Bon. |
| — | 252 | 25 | II | 1 | | | 1 | 2.700 gr. | 10e j. 2.660 g. | id. |
| — | 253 | 44 | V | 3 | | | 1 | 3.580 gr. | 10e j. 3.700 g. | id. |
| 1904 | 55 | ? | I | | 8 m. | | | 1.730 gr. | 12e j. 1.730 g. | Passab. |

**MATERNITÉ**

| ANNÉE | N° d'observation du registre | ÂGE | PARITÉ | ENFANTS VIVANTS | DERNIER ACCOUCHEMENT Prématurés | Avortements | À terme | ENFANT POIDS à la NAISSANCE | POIDS à la SORTIE | ÉTAT à la SORTIE |
|---|---|---|---|---|---|---|---|---|---|---|
| 1895 | 6 | 20 | I | | | | 1 | 2.650 gr. | 6e j. 2.750 g. | Ass. Bon. |
| — | 27 | 21 | I | | | | 1 | 3.270 gr. | 10e j. 3.190 g. | Bon. |
| — | 65 | 22 | I | | | | 1 | 3.015 gr. | 16e j. 3.260 g. | id. |
| 1897 | 2 | 20 | I | | | | 1 | 2.770 gr. | 16e j. 2.850 g. | Ass. Bon. |
| — | 94 | 23 | II | ? | | | 1 | 3.300 gr. | 8e j. 3.175 g. | . . . . . |
| — | 102 | 30 | II | ? | | | 1 | 3.240 gr. | 9e j. 3.330 g. | Bon. |
| — | 109 | 21 | I | | | | 1 | 2.340 gr. | 13e j. 2.260 g. | Passab. |
| 1898 | 7 | 20 | II | ? | 8 m. | | gémellaire | 2.760 gr. / 2.740 gr. | 8e j. Mort. / 13e j. 2.840 g. | . . . . . / Ass. Bon. |
| 1899 | 68 | 21 | II | | 8 m. ½ | | 1 | 2.810 gr. | 10e j. 2.800 g. | id. |
| — | 104 | 32 | V | 1 | | | 1 | 3.300 gr. | 8e j. 3.225 g. | Bon. |
| 1900 | 27 | 18 | I | | | | 1 | 3.140 gr. | 6e j. 3.050 g. | id. |
| — | 51 | 24 | II | 1 | | | 1 | 2.860 gr. | 7e j. 2.875 g. | id. |
| — | 107 | 20 | II | ? | | | 1 | 3.400 gr. | 7e j. 3.475 g. | id. |
| 1901 | 2 | 22 | I | | | | 1 | 2.780 gr. | 6e j. 2.690 g. | id. |
| — | 10 | 22 | I | | | | 1 | 2.900 gr. | 8e j. 2.975 g. | id. |
| — | 68 | 24 | II | | | | 1 | 3.500 gr. | 5e j. 3.300 g. | id. |
| — | 86 | 23 | III | ? | | | 1 | 3.100 gr. | 9e j. 3.110 g. | id. |
| — | 101 | 28 | II | 1 | | | 1 | 3.480 gr. | 8e j. 3.480 g. | id. |
| 1902 | 10 | 40 | I | | | | 1 | 2.870 gr. | 3e j. 2.675 g. | Mort. |
| — | 13 | 26 | II | | | | 1 | 3.200 gr. | 8e j. 3.220 g. | Passab. |
| — | 114 | 24 | II | 1 | | | 1 | 3.400 gr. | 9e j. 3.640 g. | id. |
| 1903 | 135 | 28 | I | | | | 1 | 4.180 gr. | 18e j. 4.300 g. | id. |
| 1904 | 24 | 25 | I | | | | 1 | 3.000 gr. | 12e j. 3.025 g. | id. |
| — | 104 | 27 | III | | | 4 m. | | | | |

# TABLEAU RÉCAPITULATIF

Registre de la Clinique d'Accouchements (1896-1906).............. 2,473  
Registre de la Maternité .............. (1895-1905).............. 1,223

} 3,696 Femmes accouchées, dont {
- 45 atteintes de tuberculose pulmonaire.
- 8 présentant diverses manifestations locales de tuberculose.
- 50 suspectes de tuberculose pulmonaire.

Soit : 103 Femmes ou 2,79 %.

## 45 femmes tuberculeuses, dont deux répétées (1902-04) — (1895-05)

**ACTION DE LA GROSSESSE sur la TUBERCULOSE**

- Aggravation de symptômes préexistants...... { 5 cas (4 primipares).
- Apparition de symptômes pendant la grossesse ou après l'accouchement.......... et............ { 5 cas avec aggravation rapide. / 10 cas avec évolution lente (3 primip.).
- Evolution lente de symptômes préexistants.... { 23 cas (12 primipares).
- Amélioration après l'accouchement,.......... { 1 cas (primipare).

État sortie { Morts ..... 2 / Mauvais... 12 (dont 2 morts un an et demi après) / bon et assez bon. 31

**ACTION DE LA TUBERCULOSE sur la GROSSESSE**

- Les 24 primipares ont eu { 16 accouchements à terme. / 1 avortement........ / 7 accouchements prématurés.......... } 33,33 %.
- Les 21 multipares ont eu { 7 accouchements à terme / 10 accouchements prématurés........... / 4 avortements........ } 66,66 %. (48,89 %)
- Elles avaient eu antérieurement 23 grossesses... { 15 accouchements à terme. / 4 (1) / 11 accouchements prématurés......... / 3 avortements......... } 43,42 %.

## 8 femmes ayant présenté des manifestations diverses de tuberculose locale.

**ACTION DE LA GROSSESSE sur la TUBERCULOSE**

- 1 aggravation d'arthrite tuberculeuse.
- 3 manifestations nouvelles (non pulmonaires).
- 4 actions lentes ou nulles.

État sortie { Passable... 1 / Bon....... 6 / Non ment.. 1

**ACTION DE LA TUBERCULOSE sur la GROSSESSE**

- Ces 8 femmes : 6 primipares / 2 multipares ont eu { 6 accouchements à terme. / 2. accouchements prématurés (dont 1 provoqué)......... } 25 %.
- Les 2 multipares avaient eu antérieurement 6 grossesses. { 3 accouchements à terme. / 2 accouchements prématurés......... / 1 avortement... ......... } 50 %.

## 50 femmes suspectes de tuberculose pulmonaire.

**ACTION DE LA GROSSESSE sur la TUBERCULOSE**

- Aggravation pendant la grossesse ou après l'accouchement....... { 5 cas (4 primipar.).
- Apparition de symptômes suspects (hémoptysie, bronchite (?), diarrhée incoercible), pendant la grossesse et après l'accouchement. { 14 cas (10 primipares et 4 avec aggravation.
- Action latente ou nulle. { 30 cas (18 primip.).
- Amélioration après l'accouchement.......... { 1 cas (primipare).

État sortie { Passable.. 5 / Bon et assez bon 39 / Non mentionné 6

**ACTION DE LA TUBERCULOSE sur la GROSSESSE**

- Les 27 primipares ont eu { 21 accouchements à terme. / 6 accouchements prématurés......... } 22,22 %.
- Les 23 multipares ont eu { 11 accouchements à terme. / 10 accouchements prématurés......... / 2 avortements......... } 52,17 %.
- Elles avaient eu antérieurement 64 grossesses. { 42 accouchements à terme. / 11 accouchements prématurés......... / 11 avortements......... } 34,38 %.

## ACTION DE LA TUBERCULOSE sur L'ENFANT

| | POIDS A LA NAISSANCE | | | | ÉTAT À LA SORTIE | | | |
|---|---|---|---|---|---|---|---|---|
| | Inférieur à 2,000 gr. | De 2,000 à 2,500 gr. | De 2,500 à 3,000 gr. | Supérieur à 3,000 gr. | Bon. | Passable. | Morts de 1 à 6 jours. | Non mentionnés. |
| Enfants des primipares. | 5 | 4 | 9 | 7 | 8 | 1 | 7 | 9 |
| Enfants des multipares | 9 | 4 | 2 | 3 | 5 | 2 | 8 | 3 |
| Total. | 14 | 8 | 11 | 10 | 13 | 3 | 15 | 12 |
| Enfants des primipares | 1 | 1 | 3 | 1 | 1 | | 1 | 4 |
| Enfants des multipares. | | 1 | | | 1 | 1 | 1 | |
| Total. | 1 | 2 | 3 | 2 | 2 | 1 | 1 | 4 |
| Enfants des primipares | 1 | 3 | 12 | 10 | 9 | 1 | 7 | 10 |
| Enfants des multipares | 4 | 7 | 2 | 6 | 5 | 3 | 5 | 5 |
| Total. | 5 | 10 | 14 | 16 | 14 | 4 | 12 | 15 |

Poids moyen des enfants de la 1re catégorie, 2 k. 554.

Poids moyen des enfants de la 2e catégorie, 2 k. 545.

Poids moyen des enfants de la 3e catégorie, 2 k. 755.

## RÉCAPITULATION — ENFANTS

**POIDS**

- 20 de 1 k. 200 à 2 k.
- 20 de 2 k. à 2 k. 500   { 40 d'un poids inférieur à 2 k. 500 } 41,67 %
- 28 de 2 k. 500 à 3 k.   ou   { 68 d'un poids inférieur à 3 kil.. } 70,83 %
- 28 supérieur à 3 kil.
- 96 Enfants.

**ÉTAT**

- 28 Infants morts.. { 36 morts de 1 à 6 jours et état passable à la sortie. } 37,50 %
- 8 Mal passable...
- 29 État bon...
- 31 Non mentionnés.
- 96   (Morts et état passable)

**Enfants de grossesses antérieures.**

- 44 vivants
- 3 non mentionnés
- 4 morts............ 46,60 %, morts.

## Total : 103 femmes

- Atteintes de tuberculose pulmonaire.............
- Suspectes de tuberculose pulmonaire.........
- Présentant des manifestations diverses de tuberculose locale...........

18 État mauvais, sortie = 17,48 %.

Total. {
- 12 aggravations de symptômes préexistants.
- 8 apparitions nouv. symptômes avec aggravation.
- 24 apparitions nouv. symptômes avec évolution lente.
- 57 actions latentes ou nulles.
- 2 améliorations.

Sur 109 accouchements, nous relevons 61 accouchements à terme à la Clinique d'Accouchements et à la Maternité ... } 89,72 %.

96 femmes issues de mères tuberculeuses ont eu 76 enfants.  
Poids moyen de ces enfants (4e catégorie), 2 k. 796.

- 7 ont un poids inférieur à 2 kilogrammes.
- 11 — supérieur à 2 kilogrammes, mais inférieur à 2 k. 500.
- 21 — supérieur à 2 k. 500, mais inférieur à 3 kilogrammes.
- 37 — supérieur à 3 kilogrammes.

**POIDS** Soit 39 enfants d'un poids inférieur à 3 kilogrammes = 51,32 %.

Sur ces 76 enfants { 9 sont mort-nés ou de 1 à 12 jours. / 12 sortent avec état passable. }

**ÉTAT** Soit 21 morts ou en mauvais état. = 27,63 %.

# TROISIÈME PARTIE

## Discussion.

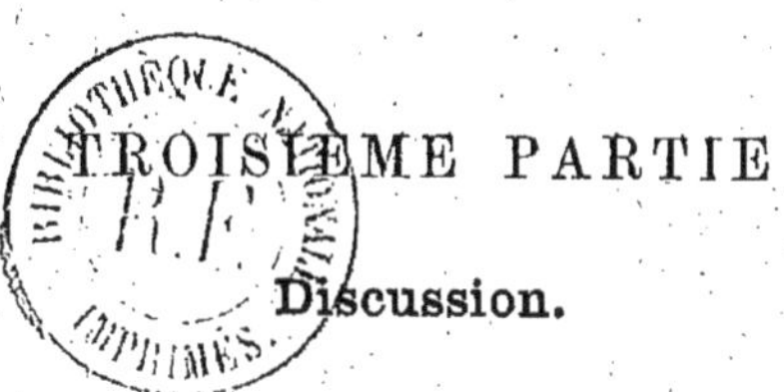


------

### Action de la grossesse sur la tuberculose.

D'après les observations qui précèdent, nous constatons qu'il n'est survenu que deux cas d'amélioration chez deux femmes (Obs. XXVII et XXVIII), l'une tuberculeuse au premier degré, l'autre suspecte de tuberculose pulmonaire ; le nombre en est donc restreint.

D'autre part, le nombre des aggravations bien caractérisées n'est pas très élevé :

Dans douze cas seulement, les symptômes de la tuberculose pulmonaire ont été aggravés nettement au cours de la grossesse ou après l'accouchement.

Ces cas d'aggravation se rapportent à des primipares ou à des multipares de vingt à trente-six ans (l'âge ne paraît donc pas avoir eu une action marquée). Chez ces malades, le bon fonctionnement des voies digestives n'a pas été conservé (Obs. III, IV, V), ou une infection secondaire est venue compliquer la tuberculose latente (Obs. I, II, etc.).

Nous avons encore constaté l'apparition de symptômes nouveaux chez trente-deux femmes observées ; ces troubles, imputables à la grossesse, se sont manifestés au début (Obs. VII, VIII, XIV, etc.), ou vers le quatrième ou cinquième mois (Obs. IX), ou enfin, un mois ou deux seulement avant le terme (Obs. X, XI, XII, etc.).

Il paraît donc bien difficile de préciser, comme l'ont fait certains auteurs.

Parmi les trente-deux cas mentionnés plus haut, on trouve neuf fois une marche rapide de la tuberculose. Les autres observations peuvent être rangées dans la catégorie des évolutions lentes (Obs. XIII, XIV, XV, XVI, XIX, etc.).

Enfin, chez plusieurs femmes tuberculeuses, l'apparition des symptômes pulmonaires n'a eu aucune corrélation avec la grossesse (Obs. XXII, XXIII, XXIV, XXV, etc.).

Il semble donc, au premier abord, que la grossesse n'a pas toujours, comme l'a affirmé Cullen, une action d'arrêt sur la tuberculose, pas plus d'ailleurs qu'une influence nécessairement néfaste, et nos observations semblent bien se rapprocher de celles rapportées par les partisans de la théorie éclectique.

#### Action des grossesses répétées sur la tuberculose.

L'influence des grossesses répétées n'est pas aussi considérable que l'ont affirmé certains auteurs. En effet, plusieurs de nos observations concernent des femmes qui, malgré quatre à cinq grossesses, n'ont pas vu survenir d'aggravation de leur tuberculose (Obs. XX, XXI, XXV, XXVI, etc.), et quelques-unes d'entre elles présentent des lésions pulmonaires au 3e degré.

(D'autre part, ainsi que le dit Pinard : l'apparition de la tuberculose, au cours d'une troisième ou quatrième grossesse, peut n'être qu'une coïncidence fortuite, ainsi que le démontre notre Observation XIX, etc.).

#### Action de l'accouchement et des suites de couches sur la tuberculose.

L'accouchement ne paraît pas avoir une influence très accusée sur la marche de la tuberculose. Nous n'avons point constaté d'hémoptysie, mais la dyspnée d'effort, dans les cas de lésions avancées, est venue augmenter celle déjà si pénible de la phtisie pulmonaire, ce qui confirme bien l'opinion qu'émettait Louis à ce sujet.

Cette dyspnée disparaît toutefois après la délivrance, sauf dans des cas, assez rares, où elle persiste avec peu d'intensité.

Les suites de couches ont été généralement bonnes chez nos accouchées. (Ceci paraît être en désaccord avec l'opinion émise par les partisans de l'amélioration pendant la grossesse, qui admettent l'aggravation après l'accouchement.)

Dans quarante-cinq cas cependant, nous avons vu se produire de la fièvre au début; dans certains, au contraire, une hypothermie (36°,2, 36°,5) qu'expliquerait la dénutrition résultant d'un accouchement consécutif à une grossesse parfois pénible et anémiante. (Peter relate bien ce fait dans ses Cliniques médicales, 84ᵉ leçon.)

Dans 28 p. 100 des cas, enfin, il y a eu aggravation de l'état général, ou apparition de symptômes de tuberculose pulmonaire pendant les suites de couches (Obs. XVI, etc.).

Les deux cas de mort, survenus peu après l'accouchement (Obs. I et II), se rapportent à des infections secondaires.

### Action de l'allaitement sur la tuberculose.

La plupart des auteurs sont partisans de l'aggravation de la tuberculose par l'allaitement.

Ortega (1) dit, dans sa thèse, que l'allaitement est une cause de débilitation de l'organisme, et,

(1) *Loc. cit.*

par conséquent, de tuberculose chez les femmes prédisposées.

L'allaitement est une cause d'épuisement, nous dit encore Peter dans ses Cliniques médicales, et il nous cite plusieurs observations de femmes, chez lesquelles l'allaitement a certainement joué un rôle accélérateur dans l'évolution de la tuberculose.

(Peter nous cite cependant plus loin le cas d'une femme, âgée de soixante-sept ans, qui a allaité successivement vingt enfants, dont neuf lui appartenant, et n'est pas devenue tuberculeuse).

Jaccoud interdit l'allaitement à toute femme tuberculeuse ou mariée à un tuberculeux.

Hérard, Cornil et Hanot admettent des cas où l'influence de la lactation sur la tuberculose a été nulle ; mais, en général, disent-ils, « la tuberculose se développe et marche rapidement pendant ou immédiatement après l'allaitement. Et, s'appuyant sur la pathologie comparée, il fait observer avec quelle facilité se tuberculisent les vaches et les ânesses laitières lorsqu'on cherche à augmenter au-delà de certaines limites l'abondance de la sécrétion lactée.

Tarnier et Budin, Hergott, Bizouard dans sa thèse, partagent la même opinion, à l'appui de laquelle le Professeur Vinay cite l'observation d'une femme qui, après avoir allaité successivement ses sept enfants, se tuberculise au cours de la huitième grossesse.

Il est facile de concevoir l'action anémiante et

tuberculisante de sept allaitements alternant avec sept grossesses.

Le Professeur Bonnaire, le Professeur Rénon, adoptent aussi cette opinion ; ce dernier fait intervenir l'hyperglycémie des nourrices, qu'il compare à celle du diabétique, et « on sait », dit-il, « avec quelle facilité se tuberculise le diabétique ».

Jamais d'allaitement, sous aucun prétexte, dit le Professeur Rénon.

Trégouet, dans sa thèse sur l'allaitement, nous cite cependant plusieurs observations, recueillies dans le service du Professeur Maygrier, où l'allaitement n'a pas nui à l'état général de la mère.

Le Professeur Pinard, avec la généralité des auteurs, interdit l'allaitement aux femmes tuberculeuses ; il cite, cependant, des observations de femmes, prédisposées à la tuberculose par des antécédents héréditaires, qui, après avoir allaité plusieurs enfants, sont restées bien portantes.

Kania, dans sa thèse, mentionne, entre autres observations, celles de femmes prédisposées à la tuberculose, qui allaitent jusqu'à quinze enfants, en conservant une bonne santé apparente.

Schlosmann (1) admet que la femme tuberculeuse peut nourrir son enfant dans certaines conditions ; l'allaitement, dit-il, ne fatigue pas plus la mère que la grossesse elle-même ; on sait que les nourrices ont tendance à engraisser ; la nourrice tuberculeuse peut donc engraisser aussi !...

(1) *Monnatsch. f. Geb.*, 1903.

Nous ne saurions accepter cette dernière manière de voir :

Si nous avons cité dans nos observations le cas d'une quartipare atteinte de tuberculose pulmonaire au deuxième degré, qui, après avoir été obligée de sevrer son troisième enfant, peut allaiter simultanément deux jumelles sans paraître fatiguée par ce surmenage,

Nous avons cité aussi l'Observation VII, dans laquelle deux allaitements successifs ont paru influencer l'apparition d'une tuberculose pulmonaire, les premiers symptômes s'étant manifestés presque aussitôt, à l'occasion d'une nouvelle grossesse. Et les observations dans lesquelles l'allaitement a été cause aggravante de la tuberculose sont nombreuses.

Notre opinion est donc absolument conforme à celle de nos Maîtres :

La femme tuberculeuse ne doit pas allaiter, si elle veut voir son état s'améliorer ; et, non seulement elle n'allaitera pas son enfant, mais encore, devra-t-elle l'éloigner, dès la naissance, de ce milieu de contagion, pour le confier à une nourrice reconnue saine.

*Tuberculoses locales diverses.* — Les manifestations diverses de la tuberculose, dans leurs rapports avec la grossesse, se comportent de la même manière que la tuberculose pulmonaire.

Gaulard, dans sa thèse d'agrégation, signale l'intérêt que présente l'étude des rapports de la tuberculose articulaire avec la grossesse.

Tarnier et Budin, traitant de l'influence de la gestation sur les ostéo-arthrites ou tumeurs blanches, résument l'opinion du Professeur Vermeuil (1), en disant que cette action est toujours défavorable, la grossesse pouvant rappeler certaines ostéo-arthrites anciennes, ou déterminer l'apparition de ces tumeurs blanches !

« Le pronostic », disent-ils, « devra donc être réservé chaque fois qu'une grossesse surviendra chez une malade atteinte d'ostéo-arthrite récente ou ancienne.

Panas professe la même opinion et dit que, de toutes les arthrites tuberculeuses, c'est la sacro-coxalgie qui paraît être le plus fréquemment liée à la grossesse. Dans ce cas, les accidents peuvent devenir graves et entraîner la mort.

Bonnaire (2), à propos de l'observation d'une jeune fille atteinte de coxalgie tuberculeuse depuis l'âge de douze ans, d'adénopathies cervicale et inguinale indolentes, et dont le père est mort tuberculeux, se livre à une étude minutieuse de la mensuration des os du bassin, de la conformation de ce dernier, et conclut que la jeune fille pourra accoucher d'un enfant de moyenne dimension ; mais il déconseille, momentanément du moins, le mariage, dans la crainte d'un retentissement, sur l'état général, du traumatisme de l'accouchement.

« Un réveil de l'arthrite tuberculeuse serait à craindre, et la réapparition de la suppuration à

(1) Th. Iresco. Paris, 1883.
(2) *Revue de Tocologie*, 1894.

la poussée inflammatoire exposerait la malade,
dit-il, à de graves complications. »

Parmi nos huit observations de femmes ayant
présenté des manifestations diverses de tuberculose locale, deux (une primipare et une
secondipare), atteintes de coxalgie tuberculeuse,
n'ont pas vu survenir de complications du fait de
leur grossesse ou de leur accouchement.

Nous n'avons constaté qu'une réapparition,
pendant la grossesse, de l'arthrite tuberculeuse
du pied (articulation tibio-tarsienne), sans complication après l'accouchement.

*Tuberculose laryngée.* — Notre Observation IV
concerne une jeune primipare atteinte de tuberculose pulmonaire, et chez laquelle, dès le début
de la grossesse, survint la complication de tuberculose laryngée.

La tuberculose laryngée, même en dehors de
toute grossesse, est d'une extrême gravité. Et,
généralement secondaire, elle assombrit beaucoup
le pronostic de la tuberculose pulmonaire, dit
Krishaber (1), car « la phtisie laryngée peut guérir
tant qu'elle n'est pas ulcéreuse, alors même qu'elle
atteint les aryténoïdes de l'épiglotte ; mais, lorsque chez un individu, atteint de tuberculose pulmonaire, on constate des ulcérations dans les
parties qui viennent d'être mentionnées, la cicatrisation ne se fait pas. Krishaber n'a observé
que trois cas de guérison apparente sur cinq
cents observations de phtisie laryngée et, chez

(1) In Hérard, Cornil et Hanot.

ces trois malades, les lésions portaient sur les cordes vocales ». Il n'a pas vu guérir un seul malade atteint d'ulcérations de l'épiglotte et des aryténoïdes.

Dumont et Leloir (de Tourcoing), admettent :

1° Que la grossesse complique gravement, en général, la tuberculose laryngée ;

2° Elle provoque des abcès dyspnéiques de nature spasmodique, mettant la malade en imminence presque continue de suffocation vers la fin de la grossesse ;

3° Elle rend plus rapide l'évolution de la maladie et plus précoce la terminaison fatale, qui paraît être la règle dans la seconde semaine qui suit l'accouchement prématuré.

D'autres auteurs sont moins catégoriques, et on note quelques observations de guérison d'ulcérations tuberculeuses du larynx (Haring).

Küstner (1), constatant que les relations entre la tuberculose du larynx et la grossesse, relations soupçonnées depuis un certain temps par divers auteurs, n'ont pas encore été établies d'une façon définitive, a réuni quinze cas de femmes ayant eu de la tuberculose laryngée au cours de la grossesse ; cette complication est survenue pendant la première moitié de la gestation chez douze d'entre elles, et chez deux autres au cours du sixième mois.

Trois de ces femmes présentaient des lésions pulmonaires avant la grossesse ; les douze autres

(1) In Dieulafoy.

n'avaient que des lésions insignifiantes ou n'en avaient pas.

Toutes accouchèrent prématurément du septième au neuvième mois et moururent aussitôt après l'accouchement, ou deux mois après, au plus.

Lohnberg (1), qui est, comme Küstner et la plupart des auteurs allemands, partisan de l'aggravation de la tuberculose par la grossesse, constate que cette tuberculose a encore plus d'affinité pour le larynx.

Il rapporte cinq cas. Dans tous, la terminaison est fatale et survient :

10 jours après l'accouchement prématuré pour la 1re femme.
45   —   après        —              —           2e     —
61   —   après        —              —           3e     —
20   —   après        —              —           4e     —
10   —   après        —              —           5e     —

« Il semble ressortir de ces faits », dit Lohnberg « que toute femme atteinte de tuberculose du larynx pendant sa grossesse est vouée à la mort ».

Kleinwachter (2) vit, dans huit cas de tuberculose laryngée concomitante avec la grossesse, un arrêt de la maladie survenir après l'avortement ou l'accouchement prématuré.

Dans l'un des cas de tuberculose laryngée secondaire à la tuberculose pulmonaire, que relate l'Observation IV, la mort est survenue quarante

(1) Monatschr. f. Ohrenheilk, nov. 1901, et Semaine médicale, 5 mars 1902
(2) Lohnberg. (Münchener med. Woch., 1903, n° 8).

jours après l'accouchement; dans l'Observation V,
la mort est survenue six mois et demi après.

Nous voyons donc que, conformément à l'opinion de la plupart des auteurs, l'issue de la tuberculose laryngée a été fatale chez ces deux malades.

*Tuberculose méningée.* — Il nous eût paru intéressant d'observer des faits de tuberculose méningée ; mais ces cas sont plutôt rares, et nous n'en
avons point constaté.

MM. Bonnaire et Mercier (46) disent à ce sujet
qu'il faut incriminer la tuberculose dans le
40 p. 100 des cas de méningite observés chez des
femmes enceintes.

Ils présentent l'observation d'une femme qui,
jouissant en apparence d'une excellente santé, et
n'ayant eu, comme antécédent pathologique,
qu'une otite moyenne ancienne, fut prise brusque-
ment, vers la fin de sa grossesse, d'accidents
pouvant faire penser à l'éclampsie; le travail
s'étant déclaré, l'accouchement fut terminé rapidement, la malade mourut, et on trouva, à l'autopsie, des lésions de méningite tuberculeuse avec
examen bactériologique à l'appui.

L'enfant, vivant, pesait 2,600 grammes; il
paraît avoir subi un ralentissement de la nutrition,
car il ne récupéra son poids initial que trente
jours après la naissance.

MM. Demelin et Thoyer-Rozat (1) rapportent

_________________

(1) Communication à la Société Obstétricale de France (*L'Obstétrique*,
août 1903).

encore deux cas de tuberculose méningée pendant la grossesse, observés, l'un à la Clinique Tarnier, service du Professeur Budin, l'autre à la Maternité de Lariboisière, service du Professeur Bonnaire.

Dans le premier cas, il s'agit d'une primipare âgée de vingt ans, qui, arrivée au septième mois de sa grossesse, a des vomissements continuels, une céphalalgie intense, et de vives douleurs dans la région cervicale. La température s'écarte peu sensiblement de la normale, le pouls est fréquent, la langue sèche, rôtie. On ne trouve rien aux poumons. L'auscultation du cœur décèle un souffle à la base et au premier temps.

Il survient un peu de contraction des membres, de la dilatation des pupilles ; la malade est, en outre, couchée en chien de fusil, mais le signe de Kernig est négatif ; les autres symptômes s'aggravent, et, un état d'asphyxie imminente survenant, on pratique la césarienne. Enfant de 1,710 grammes, qui meurt le même soir. La mère meurt sans avoir repris connaissance, exactement quatorze jours après l'apparition des premiers symptômes.

A l'autopsie, on trouve au cerveau des granulations blanchâtres formant comme un semis de grains de millet le long de la faux du cerveau et sur la face externe de la pie-mère ; les veines du cerveau et de la face sont infectées. Les poumons présentent quelques cavernules aux sommets et une infiltration tuberculeuse dans toute la hauteur. Le foie est gros et il en est de même du cœur ; l'aorte est dilatée. Rien aux autres organes, si ce n'est, à la rate, des traces de périsplénite ancienne.

Ainsi qu'on le voit, il s'agit ici d'une tuberculose méningée secondaire à une tuberculose pulmonaire méconnue. La tuberculose méningée est, en effet, le plus souvent, consécutive à la tuberculose pulmonaire. Jaccoud nous en cite trois cas dans ses leçons de Clinique de la Pitié (1883-87). La grossesse n'en avait pas moins évolué normalement (en apparence) jusqu'au moment où est survenue l'infection méningée, complication rare, avons-nous dit. Pourtant, MM. Demelin et Thoyer-Rozat pensent que la tuberculose méningée est plus fréquente, dans la proportion des méningites observées chez les femmes enceintes, que ne l'ont établi les travaux de Chambrelent, Lepage et Besançon-Delestre.

« C'est chez une malade atteinte de tuberculose pulmonaire », disent-ils, « que survient la tuberculose méningée, et, dès que le diagnostic est fait, il faut intervenir, le fœtus courant trop de risques d'être infecté dans cette forme de tuberculose aiguë ».

Leur deuxième observation est moins nette que la première, l'autopsie n'ayant pu être pratiquée. Elle concerne également une femme chez laquelle apparurent des symptômes méningitiques au neuvième mois de la grossesse ; tous les signes étaient positifs chez elle : signe de Kernig, position en chien de fusil, raie méningitique de Trousseau, raideur de la nuque, photophobie, etc.

La ponction lombaire ramena un liquide lou-
che, présentant une lymphocytose très accentuée.
Le travail se déclara quatre jours après l'apparition des symptômes ; l'accouchement spontané
d'un enfant vivant, pesant 2,530 grammes, eut lieu
bientôt après, mais la femme mourut le même soir.

MM. Demelin et Thoyer-Rozat observent qu'il
s'agissait peut-être ici d'une infection secondaire,
comme dans la première observation ; il est
regrettable que l'autopsie n'ait pu être pratiquée.

En tous cas, le pronostic étant fatal, il importe
d'établir le plus tôt possible le diagnostic ; les
symptômes, manquant souvent de netteté, au
début surtout, peuvent faire penser à l'éclampsie.

# QUATRIÈME PARTIE

—

### Influence de la tuberculose sur la grossesse.

Le nombre répété des grossesses, chez certaines de nos tuberculeuses, nous porte à croire que l'influence de la tuberculose n'est pas aussi évidente sur la conception que l'ont affirmé certains auteurs.

L'évolution de la grossesse est, le plus souvent, normale dans les premiers mois (sur cent trois femmes, huit avortements), mais les accouchements prématurés sont nombreux et ils augmentent encore avec la multiparité :

33,3 % accouchements prématurés et avortements chez les primipares.
66,66 %  —    —    — chez les multipares.

De la comparaison des principales statistiques antérieures, avec celle que nous avons dressée, il résulte :

Que le nombre des accouchements prématu-

rés et avortements indiqués dans les statistiques de Grisolles, Dubreuilh, Bourgeois (réunies par Vinay), est bien inférieur à celui que
nous avons trouvé.

Elles mentionnent, en effet, pour :

$$
159\ \text{femmes tuberculeuses.}
\left\{
\begin{array}{l}
138\ \text{accouchements à terme,}\\
9\ \text{accouchements prématurés,}\\
11\ \text{avortements,}\\
1\ \text{non mentionné;}
\end{array}
\right.
$$

la proportion des accouchements prématurés et
avortements n'est donc que de 12,65 %.

Ce résultat n'est pas conforme à l'opinion
émise par la plupart des auteurs.

La statistique d'Ortega comprend :

$$
\begin{array}{l}
95\ \text{femmes tubercu-}\\
\text{leuses, ayant eu}\\
135\ \text{grossesses.}
\end{array}
\left\{
\begin{array}{l}
95\ \text{accouchements à terme,}\\
28\ \text{accouchements prématurés,}\\
9\ \text{avortements,}\\
3\ \text{non mentionnés.}
\end{array}
\right.
$$

Ortega cite encore :

$$
15\ \text{phtisiques déclarées.}
\left\{
20\ \text{grossesses}
\left\{
\begin{array}{ll}
\text{à terme} & 10\\
\text{accouchem. prémat.} & 8\\
\text{avortements} & 2
\end{array}
\right.
\right.
$$

$$
\begin{array}{l}
18\ \text{femmes dont la tu-}\\
\text{berculose s'est mani-}\\
\text{festée dans la pre-}\\
\text{mière moitié de la}\\
\text{grossesse.}
\end{array}
\left\{
20\ \text{grossesses}
\left\{
\begin{array}{ll}
\text{à terme} & 12\\
\text{accouchem. prémat.} & 6\\
\text{avortements} & 2
\end{array}
\right.
\right.
$$

$$
\begin{array}{l}
\text{Soit au total 33 femmes}\\
\text{tuberculeuses avérées, à}\\
\text{des degrés différents,}\\
\text{ayant eu}\dots\dots\dots
\end{array}
\left\{
40\ \text{grossesses}
\left\{
\begin{array}{l}
18\ \text{accouchements pré-}\\
\text{maturés et avorte-}\\
\text{ments, soit}\dots\dots
\end{array}
\right\}
45\ \%
\right.
$$

Proust, avec 52 femmes tuberculeuses, trouve 42,4 °/₀ accouchements prématurés et avortements, et Kania 40,7 °/₀, se rapportant à des femmes prédisposées à la tuberculose pulmonaire.

Les résultats de ces trois dernières statistiques sont à peu près identiques à ceux que nous avons obtenus nous-même :

103 FEMMES

45 tuberculeuses à des degrés différents.

  24 primipares ont eu :
- 16 accouchem[ts] à terme.
- 7 accouch[ts] prématurés.
- 1 avortement. — 33,33 °/₀

  21 multipares ont eu :
- 7 accouchem[ts] à terme.
- 10 accouch[ts] prématurés.
- 4 avortem[ts] — 66,66 °/₀

— 48,89 %

8 ayant présenté diverses manifestations de tubercul. locale.

  6 primipares,
  2 multipares,
- 6 accouchem[ts] à terme.
- 2 accouch[ts] prématures. — 25, °/₀

50 suspectes de tubercul. pulmonaire.

  27 primipares,
- 21 accouchem[ts] à terme.
- 6 accouch[ts] prématurés. — 22,22 °/₀

  23 multipares,
- 11 accouchem[ts] à terme.
- 10 accouch[ts] prématurés.
- 2 avortem[ts] — 52,17 °/₀

— 36 %

## Action de la tuberculose sur l'accouchement et les suites de couches.

L'une des principales complications de l'accouchement chez la femme tuberculeuse est, ainsi que nous l'avons déjà dit, la dyspnée, qui, dans nos observations, n'a jamais été suivie d'accidents graves même chez les tuberculeuses de troisième degré (Obs. VIII, XIX, XXVI, etc.).

Les hémoptysies qui peuvent résulter de l'élévation de la tension sanguine, au cours du travail, sont plutôt exceptionnelles; il ne s'en est pas produit chez les femmes que nous avons observées, ceci expliquerait l'optimisme de Grisolles, qui, sceptique en ce qui concerne la grossesse, voit arriver l'accouchement comme une éventualité favorable.

Cependant, les suites de couches sont parfois caractérisées par une exacerbation de la fièvre avec recrudescence de la toux, par un état d'anémie que complique l'anorexie; on voit alors l'état général rester mauvais, et la tuberculose continuer lentement son évolution vers l'issue fatale.

## Action de la tuberculose sur l'allaitement.

L'allaitement, avons-nous dit avec la plupart des auteurs, aggrave généralement la tuberculose. L'action de cette dernière se manifeste, à son tour, par une diminution de la sécrétion lactée qui peut même être tarie.

Certains ont admis, au contraire, que cette sécrétion était augmentée chez les tuberculeuses, mais il s'agit là d'exceptions qu'il est inutile de discuter, l'allaitement étant interdit par tous, comme nuisible à la mère, et dangereux pour l'enfant.

### Action de la tuberculose sur l'enfant.

C'est chez l'enfant que paraît s'exercer de la façon la plus évidente, l'action de la tuberculose maternelle. Sur 96 enfants, issus de femmes tuberculeuses à divers degrés, 36 naissent prématurément. D'autre part, 28 meurent à la naissance ou quelques jours après, et 8 sortent avec un état médiocre, ce qui donne 35 enfants morts et non viables, soit 37,60 p. 100.

Cette moyenne, déjà énorme, serait probablement augmentée si l'état de tous les enfants était connu. Nous en trouvons, en effet, 31, dont l'état à la sortie n'est pas mentionné.

Le poids moyen de ces enfants est de 2,550 grammes environ, 70,83 p. 100 ayant un poids inférieur à 3,000 grammes (proportion considérable d'enfants, qui, en état de moindre résistance, succomberont plus facilement que d'autres à la première infection).

Si nous rapprochons ces résultats de ceux de

quelques statistiques faites dans les dernières années à Paris, nous voyons que :

Sur 567 prématurés, nés à la Maternité de Lariboisière, du 1er janvier 1895 au 1er mars 1898, et pesant moins de 2,500 grammes (17,36 p. 100), 110 meurent à l'hôpital ; chez 49, dont on peut relever les causes de la mort, 3 seulement étaient nés de mères tuberculeuses.

Dans les *Nouvelles Recherches sur les enfants débiles*, MM. P. Budin et Perret (1) ont trouvé, parmi les enfants débiles de la Clinique Tarnier, 1898-1900, 8 enfants nés de mères tuberculeuses, pesant de 2,125 à 2,500 grammes.

Le poids de six de ces enfants décroît dans les jours qui suivent leur naissance, et trois parmi eux meurent bientôt.

Enfin, à la Maternité de la Charité (2) (service de M. le Professeur Maygrier, on compte 316 prématurés, de 1898 à 1901, parmi lesquels 11 prématurés, nés de mères tuberculeuses, pèsent, à la naissance, de 1,100 à 2,500 grammes (3 de ces enfants meurent quelques jours après).

La proportion des enfants morts peu après la naissance est, dans ces trois statistiques, sensiblement inférieure à celle que nous avons obtenue : 37,60 p. 100 d'enfants morts ou sortis avec état médiocre.

Il est facile de constater, en outre, que l'aug-

(1) Communication faite à la Société obstétricale de France, le 13 avril 1901.

(2) *L'Obstétrique*, 15 novembre 1901.

mentation de poids des enfants nés de femmes tuberculeuses est sensiblement ralentie après la naissance, la plupart d'entre eux, en effet, n'ont pas récupéré leur poids initial à la sortie ; ce fait peut se rattacher, d'une part, à la nutrition de l'enfant ; d'autre part, à l'hérédité.

*Hérédité.* — Notre intention n'est pas de relater tout ce qui a été écrit, concernant ce sujet aussi vaste qu'intéressant ; nous mentionnerons seulement, que l'hérédité du germe ou de la graine (celle du terrain n'est mise en doute par personne), après avoir été niée d'abord, discutée ensuite, est admise par certains, à titre exceptionnel, il est vrai.

Laënnec mentionne, en 1819 déjà, paraît-il (1), l'observation de fœtus atteints de tuberculose dans le sein de leur mère ; après lui, Housson (1825), Fodéré (1827), Fleury (1845), Hüter (1857), etc..., recueillent des faits de fœtus atteints *in utero* de tuberculose, ou d'autres, chez lesquels on a constaté la présence de tubercules ramollis ou crétacés, à la mort, survenue peu de jours après la naissance.

C'est à Charrin, de Lyon, que nous devons le premier cas authentique de tuberculose congénitale, en 1873 ; à Johne, de Dresde, le premier cas, avec examen bactériologique, chez un fœtus de vache tuberculeuse (1885).

D'autres faits de tuberculose congénitale, se rapportant à des fœtus issus de femmes tubercu-

(1) Vires. *L'Hérédité tuberculeuse.*

leuses, ont été admis depuis cette époque par Jacobi, de New-York (1881), Berti (1882), Merkel (1884), Landouzy et Martin (1883-86-91), de Sabourand, qui a trouvé le bacille de Koch dans les lésions tuberculeuses du foie et de la rate d'un nouveau-né, mort onze jours après la naissance ; Baumgarten et Roloff (1892), etc., etc.

Chez les animaux, Malvoz et Brouwier (1889), Bang (1890), Coskor (1891), constatent des cas de tuberculose congénitale.

Celle-ci doit-elle donc être admise ? et si elle l'est, à titre exceptionnel, comment se fait cette transmission au fœtus ?

A. — L'hérédité paternelle demande, pour être reconnue, d'autres expériences que celles déjà nombreuses faites pour la démontrer :

Expériences d'inoculation positive, dans des cas de tuberculose génitale, par Gaertner, Albrecht, Dobroklowski ; ou dans des cas de tuberculose pulmonaire, de tuberculose articulaire, par Landouzy et Martin, Gaertner, Albrecht, etc.

Il existe, du reste, aussi, des résultats négatifs qui ne peuvent rien, semble-t-il, contre ceux positifs de Baumgarten, de Landouzy (51), etc.

L'observation clinique, bien connue, de Fieux, interne de Lefour (57), concerne une femme robuste, qui ne présente aucun antécédent. Mariée à un tuberculeux, elle a huit grossesses dont une seule évolue à terme (l'enfant meurt de méningite à quatorze jours). Le mari meurt.

Deux ans après, elle a une autre grossesse à

terme, le père est sain et l'enfant jouit d'une santé parfaite.

Lefour cite une autre observation de femme, qui, mariée à un tuberculeux à dix-neuf ans, a huit grossesses, dont deux seules évoluent à terme; les enfants nés prématurément sont tous morts peu après leur naissance, un seul garçon vivant est bronchitique.

Il existe d'autres cas d'hérédité paternelle cités par Landouzy.

B. — L'hérédité maternelle par le passage du bacille de l'ovaire dans l'ovule fécondé, existe-t-elle?

Baumgarten pense que cette infection bacillaire peut se faire dans la trompe. Küss (58) ne l'admet pas. Les faits, en réalité, ont besoin d'être confirmés.

C'est le passage à travers le placenta qui semble le mieux démontré jusqu'ici. Mais « le placenta est une barrière infranchissable, » nous dit la loi de Brauel Davaine; ces expérimentateurs ayant obtenu, l'un en 1857, l'autre en 1864, des résultats négatifs avec des embryons d'animaux morts du charbon.

Chambrelent et Roux font, en 1882, des expériences analogues à celles de Brauel et Davaine et trouvent chez les fœtus des bacilles du choléra des poules, qu'ils ont inoculé à la mère (ils ont choisi ce bacille qui, à cette époque déjà éloignée, était l'un des mieux étudiés et isolés).

Ils ont ensuite étudié le passage du streptocoque pyogène, du staphylocoque doré de bactérium

coli, etc., inoculant leurs cultures, par voie intra-
veineuse ou par voie hypodermique, à des animaux
arrivés à différentes périodes de la gestation et
retrouvant ces différents micro-organismes dans
l'organisme fœtal.

Malvoz (de Genève), 1884, après la découverte
du bacille de Koch, démontre expérimentalement
que le placenta n'est barrière infranchissable que
s'il reste intact ; survienne une lésion qui en al-
tère la constitution, l'intégrité, les micro-organismes filtrent facilement.

Landouzy et Martin font, en 1883 déjà, une
série d'expériences, qui sont répétées à l'étranger par Birsch Hirschfeld et Schmorl en 1891.
Landouzy se plaît à constater que les résultats
de ces derniers sont semblables à ceux qu'il a
trouvés avec Martin.

Il pose : « 1° Qu'un enfant pourra, par hérédité
de graine, faire dès le premier âge une infection
bacillaire ;

2° « Que la bacillose, après avoir mis à mal
l'enfant et lui avoir imposé tel état morbide fé-
brile vague, passé complaisamment au compte
d'un refroidissement, de la dentition ou d'un em-
barras gastrique, aboutira à une colonisation
bacillo-tuberculeuse dont les destinées peuvent
être, dans le temps et la forme, des plus varia-
bles. »

Et il conclut, en admettant l'hérédo-tuber-
culose, « puisque l'expérimentation et la bac-
tériologie sont en mesure de prouver que, parmi
les sources d'infection tuberculeuse, la contagion

héréditaire détient une place importante, puisque la médecine nouvelle, comme la médecine ancienne, nous apprend qu'une des principales causes de la phtisie est l'hérédité.»

*Virulence du liquide amniotique.* — Hergott (1891) étudie expérimentalement la virulence du liquide amniotique provenant de femme morte de tuberculose généralisée ; il voit se reproduire, chez les cobayes inoculés, la tuberculose généralisée.

Krœnig (1897), après de nombreux examens du liquide amniotique, dit que celui-ci est normalement stérile, mais renferme les diverses espèces microbiennes suivant les infections qui se produisent chez la femme.

Vicarelli, après avoir étudié expérimentalement le développement des micro-organismes dans des milieux à base du placenta, conclut que ce dernier, par sa constitution physique et sa composition minérale et organique, facilite leur développement.

Aviragnet (1), dans sa thèse inaugurale (1892), pose que, lorsque la femme, dans les derniers mois de sa grossesse, est en pleine période granulique, il y a des chances pour que les bacilles de Koch s'arrêtent au niveau du placenta et passent de la circulation maternelle dans le sang du fœtus.

Les expériences se multiplient ces dernières années, et nous pouvons encore noter comme po-

(1) Thèse Paris, 1892 : « Tuberculose chez les enfants. »

sitives celles de Londe et Thiercelin (1893), de Schmorl et Kockel (1894), Bar et Rénon (1) (1895), de Bugge (1896), Hencke (1896), etc... Mais, en revanche, il y a des expériences négatives, parmi lesquelles celles de Virchow (1884), Verchère (1884), Leyden (1884), Nocart (1885), Chambrelent (1888), Sanchez Toledo (1889), Vignal (1891), Hutinel, etc...

Grancher, dont les expériences ont aussi été négatives, admet cependant le passage exceptionnel des bacilles à travers le placenta.

De ce qui précède, nous pouvons conclure que la transmission de la tuberculose peut se faire exceptionnellement de la mère au fœtus, soit par l'infection sanguine à travers le placenta, soit encore par le liquide amniotique qui renfermerait les toxines élaborées par le bacille de Koch.

Mais si cette hérédité du germe peut jouer un rôle dans la mortalité des enfants à la naissance, c'est surtout l'hérédité de prédisposition qui cause l'infériorité de l'organisme de l'enfant, et le met en état de réceptivité, vis-à-vis de l'infection tuberculeuse, aussi bien que de toute autre infection.

Et, à ce propos, nous devons nous poser une question ayant trait au passage du bacille de Koch dans le lait.

On sait le rôle que font jouer Behring, Calmette et Guérin à la transmission de la tuberculose par la voie intestinale.

Schlossmann (2) n'admet qu'exceptionnelle-

(1) *Société de biologie*, 29 juin.
(2) *Monnatsch, f. Geb.,* 1903.

ment le passage du bacille dans le lait; il rejette cependant toute nourrice mercenaire tuberculeuse; à cet égard, il fait l'épreuve par l'injection de tuberculine, et a trouvé une réaction positive dans 26,6 p. 100 des cas où les signes cliniques de la tuberculose n'existaient pas.

MM. Moussu (d'Alfort) et Nattan Larrier soumettent des animaux à l'alimentation par des femelles tuberculeuses : trois veaux sur cinq, dans l'expérience de Moussu, deviennent tuberculeux après allaitement prolongé trois mois, et les cobayes, dans l'expérience de Nattan Larrier, meurent tous du quinzième au vingtième jour, présentant des lésions du foie.

Ces faits ont une importance d'autant plus grande, que la tuberculose d'ingestine est fréquente, tout en l'étant moins que la tuberculose d'inhalation (1).

Cette tuberculose d'ingestine se produit après absorption de lait bacilifère et à la faveur des lésions intestinales. C'est en traversant la paroi intestinale du nouveau-né, que le bacille arrive aux ganglions mésentériques, dont il détermine la tuberculose.

(1) Dubreuilh. Th. Paris, 1905.

# CINQUIÈME PARTIE

## Conduite à tenir.

---

Les cas d'aggravation, que l'on constate, sont-ils justiciables d'une intervention soit au début, soit au cours de la grossesse?

Deux opinions opposées ont été émises : l'une, en faveur de l'intervention ; l'autre, de l'expectative.

Les interventionnistes sont nombreux à l'étranger : l'école italienne avec Chiara, Morsani, Martinetti, Pasquali, Bompiani, Maragliano, Bossi, Bolognesi, etc., adoptent l'intervention comme règle générale, discutant seulement sur le choix du moment à intervenir :

Les deux premiers seraient partisans d'attendre que l'enfant soit viable; Morsani repousse toute intervention avant cette époque; Cavati et Pagliatti ne l'admettent que dans le cas de tubercu-

lose miliaire aiguë. Martinetti (1) croit que l'interruption de la grossesse peut être utile : Il cite le
cas d'une femme enceinte pour la septième fois,
qui présentait des cavernes des deux sommets.
L'accouchement, provoqué au septième mois,
fut suivi d'une amélioration de l'état général.

Pasquali (2) cite trois observations personnelles dans lesquelles l'avortement spontané améliora l'état de l'appareil respiratoire ; il fait cependant remarquer que si la tuberculose peut être
une indication formélle à l'interruption de la
grossesse, dans quelques cas elle en aggrave le
pronostic. Bompiani, alléguant la prédisposition
du fœtus à l'hérédité tuberculeuse, sacrifie l'enfant
à la mère dont l'état de santé pourra s'améliorer.
Bossi (3), après avoir admis que les cardiopathies,
les maladies infectieuses comme la tuberculose,
la pneumonie, la fièvre typhoïde, etc., peuvent
fournir une indication médicale à l'interruption de
la grossesse, dit qu'elle est indiquée quand la vie
de la mère est à peu près sûrement compromise.
« Il faudra tenir compte du produit de conception,
ajoute-t-il, mais la vie de la mère devra toujours
dominer notre pensée dans nos délibérations. »

Le Professeur Schauta (de Vienne) disait, au
même Congrès, que l'avortement provoqué peut
être utile au début de la grossesse, surtout dans
les cas de tuberculose laryngée.

(1) *Annali di Ostetrica e Gynecologia,* mars 1886.
(2) Congrès de Rome, avril 1886.
(3) Communication faite au quatrième Congrès d'obstétrique et de gynécologie, Rome, septembre 1902.

L'école allemande partage la même opinion.

Kaminer, dans une communication à la Société de Médecine interne de Berlin (1), émet l'opinion que l'on doit en effet interrompre la grossesse chez les phtisiques, en raison des graves inconvénients que présentent pour elles la gestation et l'accouchement (Kaminer a constaté, 33 fois sur 50 cas, l'influence défavorable de la grossesse).

La préférence devra être donnée, dit-il, à l'intervention, au début ; il a vu, dans ces conditions, l'amélioration survenir dans 10 cas sur 17. On ne devra intervenir, ajoute-t-il, que dans trois catégories de cas :

1° Ceux où l'on peut espérer une amélioration notable des lésions pulmonaires ;

2° Ceux où la grossesse a une action d'aggravation évidente ;

3° Ceux enfin où les premières manifestations tuberculeuses ont coïncidé avec la grossesse.

Strasmann (2) est aussi de cet avis.

Mais une objection est faite dans la même séance par Jacob, qui craint l'aggravation consécutive à l'intervention chez les femmes atteintes de tuberculose pulmonaire.

Hahn (3) estime que l'interruption de la grossesse est légitimée dans les cas seulement où cette dernière entraîne l'aggravation de la tuberculose. Hamburger dit : que la grossesse étant

(1) 3 juin 1901.
(2) *Berliner Klin. Wochenschr.*, 1902 (46-47).
(3) *Berliner Klin. Woch.*, 1903, n° 52.

nuisible aux femmes tuberculeuses, tout docteur
pourra, après consultation rédigée par écrit, en
collaboration avec un ou plusieurs confrères,
décider s'il y a lieu d'intervenir.

Max V. Holst (1), Stehberger, Léopold, Bernheim, Treub (d'Amsterdam), Guinsbourgue (de
Charkow), etc. (2), émettent la même opinion.

Mais nous rencontrons une opposition avec
Fritsch, qui s'élève formellement dans les cas de
tuberculose, contre l'intervention qu'il accepte,
dans la maladie de Basedow avec syphilis coexis-
tante ; et, rarement, dans les cas de vomissements incoercibles.

En Angleterre, Duncan communiquait, en 1890,
à la Société obstétricale de Londres, le cas d'une
malade dont les lésions pulmonaires s'amendè-
rent à la suite d'un avortement.

Simpson (d'Edimbourg) considère aussi comme
nécessaire l'interruption de la grossesse au cours
de la tuberculose.

Malebary dit que, dans les cas de tuberculose
miliaire aiguë ou de phtisie laryngée, il y aura
quelques chances d'amélioration, si l'on inter-
vient très tôt.

L'Ecole française, avec Tarnier et Budin, Char-
pentier, Gaulard, Maygrier, Pinard, Ribemont-
Desaignes et Lepage, etc..., repousse toute intervention.

La même opinion est exprimée dans la thèse

(1) *Berliner Klin. Woch.*, 1905, n° 9.
(2)  —  *Deutsch med. Woch.*, 1904, n° 48.

de Bizouard et, plus tard, dans celles de Proust, Favre (Thomas), etc...

Le Professeur Vinay serait cependant d'avis d'intervenir dans les cas de méningite tuberculeuse ou de lésions tuberculeuses peu avérées.

Le Professeur Pinard admet, exceptionnellement, l'accouchement provoqué, dans les cas où la vie de la mère est en danger et lorsqu'on a acquis la conviction que c'est la grossesse qui est en cause.

Gibert (1) dit, dans sa thèse, qu'au début de la grossesse et en cas d'aggravation, la question pourrait être posée.

Contrairement aux partisans de l'expectative, si nombreux en France, le professeur Queirel admet l'avortement provoqué au début de la grossesse, si le diagnostic de tuberculose est nettement posé, car, dit-il, la tuberculose pulmonaire bien soignée et à temps est curable ; on supprimera aussi les efforts congestifs du travail, la fatigue de la grossesse, des derniers mois surtout. Il cite le cas d'une jeune femme tuberculeuse qui avorta au deuxième mois de sa grossesse et guérit ensuite définitivement.

Le Docteur Poux exprime très nettement la même opinion dans le *Languedoc médico-chirurgical* de Toulouse, 1900. A propos de l'observation d'une tuberculeuse au troisième degré, dont l'état s'améliora sensiblement à la suite de l'accouchement prématuré, le Docteur Poux est par-

(1) *The america Journ. of Obstetrica*, juillet 1905.

tisan de l'intervention dans les derniers mois de la grossesse, toutes les fois que des complications viennent compromettre la vie de la mère.

L'heureuse issue de la plupart des accouchements, relatés dans nos Observations, montre qu'il est le plus souvent inutile d'avoir recours à l'accouchement prématuré.

Nous voyons, en effet, la grossesse évoluer assez normalement jusqu'au huitième ou neuvième mois, même dans les cas d'aggravation évidente de la tuberculose, l'état de la mère n'étant pas sensiblement aggravé.

D'autre part, des considérations basées sur l'état d'infériorité de l'enfant ne peuvent être assez fortes pour commander l'intervention.

Nous conviendrons donc avec nos Maîtres que les efforts du praticien doivent se borner à soigner la tuberculose, en surveillant les accidents qui pourraient survenir du fait de la grossesse ; son action pourra être plus efficace dans les conseils qu'il donnera : A une jeune fille nettement tuberculeuse, il devra, en effet, déconseiller le mariage, jusqu'à la disparition complète et durable des symptômes pulmonaires.

Grancher pense, avec raison, qu'un intervalle de deux à trois ans serait nécessaire.

Chez celles ne présentant pas de signes très caractérisés, on recherchera ce premier symptôme physique dont nous parle Grancher : l'inspiration anormale qui précéderait la période dénommée premier degré, celle-ci ne survenant que beaucoup plus tard. En l'absence même de

cette rudesse de l'inspiration, il conviendrait de
rechercher, avec le plus grand soin, les signes
prémonitoires, sur lesquels insiste le Docteur Cuffer dans ses « Recherches cliniques (1)
sur la période d'incubation des maladies infectieuses »; nous voulons parler de la fièvre et
de l'anémie qui existent toujours à des degrés
différents, et qu'il importe de dépister, alors
que les signes stéthoscopiques sont encore négatifs.

Le Docteur Cuffer insiste sur cette fièvre pré-
tuberculeuse, fièvre vespérale surtout, « dont le
degré est en désaccord avec la sensation extrême
de chaleur perçue par le malade », cette fièvre
s'accompagnant d'une sensation de grande lassitude au moindre effort physique ou intellectuel
et d'une anorexie progressive. « L'anémie pré-
tuberculeuse », dit encore le Docteur Cuffer,
«s'explique par la désoxygénation des globules
sanguins opérée dans la rate par la présence
du bacille de Koch ».

Or, la rate se trouve augmentée, dès le début
de l'infection tuberculeuse, et cette splénomégalie
existerait, huit fois sur dix, d'après les statistiques de Cuffer. Il y aurait hyperleucocytose, à
mesure que diminue le nombre de globules sanguins : d'où confusion possible de l'anémie de la
chlorose avec celle de la tuberculose.

Ces trois symptômes nous permettront d'établir
un diagnostic précoce.

(1) *Revue de Médecine,* 1891.

Indépendamment même de toute grossesse, c'est à ce moment que le traitement institué aura toute son efficacité, ce traitement prophylactique et curatif par excellence pouvant être, bientôt peut-être, le sérum antituberculeux analogue à celui antirabique de Pasteur, antidiphtérique de Roux ou antipesteux de Roux et Yersin.

# CONCLUSIONS

---

1º La grossesse a une influence réelle sur l'évolution de la tuberculose, et cette dernière
exerce à son tour une action manifeste sur
l'évolution de la grossesse et sur le produit
de conception ;

2º L'amélioration de la tuberculose au cours de
la grossesse est exceptionnelle ; en revanche,
on constate son aggravation dans 20 p. 100
des cas observés ;

3º Cette aggravation se manifeste surtout pendant
les mois qui suivent l'accouchement ;

4º Elle est favorisée par l'allaitement : d'où l'indication qu'il y a, autant pour la mère que
pour l'enfant, à ne jamais permettre l'allaitement à une femme tuberculeuse ;

5º L'influence de la tuberculose sur la conception
et le produit de conception, sans être cons-
tante, s'observe très fréquemment ;

Dans 50 p. 100 des cas, on a relevé des accouchements prématurés; ce nombre s'accroît encore avec la multiparité;

6° Les enfants issus de mères tuberculeuses présentent à la naissance une diminution sensible de leur poids (2,550 gr. en moyenne);

7° La mortalité de ces enfants est très élevée; elle atteint 29 p. 100;

8° La conduite à tenir en présence d'une femme tuberculeuse enceinte sera l'expectative;

9° A toute femme tuberculeuse, on déconseillera la maternité, si un intervalle de temps assez long ne s'est écoulé depuis la disparition des derniers symptômes pulmonaires.

# BIBLIOGRAPHIE

*(Consultée)*

---

(1) Cullen. — 1789. Etude médicale pratique, t. II. (Traduction française de Bosquillon.)

(2) Rozière de la Chassagne. — Manuel des Pulmoniques ou Traité complet (1770) des Maladies de Poitrine.

(3) Baumès. — An III. Traité de la Phtisie pulmonaire, livre I.

(4) Brieude. — 1803. Traité de la Phtisie pulmonaire, t. II.

(5) Sims. — 1778. Observations sur les Maladies épidémiques. (Trad. française de Gaubert.)

(6) Andral. — 1823, 2e édit.; 1840, 4e édit. Cliniques, t. IV.

(7) Dugès. — 1833. Dictionnaire de Médecine et de Chirurgie pratiques, IXe vol. Art. Grossesse.

(8) Gübler. — 1850. Compte rendu à la Société de biologie.

(9) Fonsagrives. — 1866. Thérapeutique de la Phtisie pulmonaire.

(10) Bouchut. — 1869. Pathologie générale (p. 312).

(11) Mauriceau. — 1715, t. II, et 1728, t. II, nouv. éd. Traité d'observations sur la grossesse et l'accouchement des femmes et leurs maladies.

(12) Louis. — 1843. 2ᵉ édit. Recherches anatomiques, pathologiques et thérapeutiques sur la phtisie.

(13) Grisolles. — 1849. Bulletin de l'Académie de Médecine, 20 octobre.

(14) Ortega. — 1876. Thèse de Paris.

(15) Gaultard. — 1880. Thèse d'agrégation, Paris. « De l'influence de la grossesse sur la tuberculose. »

(16) Tarnier et Budin. — 1886. Traité de l'art des accouchements.

(17) Comby. — 1883. Archives de tocologie. « Grossesse et hémoptysie. »

(18) Hergott. — 1891. Annales de gynécologie. « Tuberculose et gestation. »

(19) Bizouard. — 1892. Th. de Lyon. « Tuberculose et grossesse. »

(20) Guinsbourgue, de Charkow (Russie). — 1894. Archives de tocologie, XVI. « De la tuberculose et des vomissements incoercibles considérés comme indication au point de vue de l'expulsion provoquée. »

(21) Gibert. — 1898. Th. de Bordeaux.

(22) Rebière. — 1900. Th. de Paris. « Contribution à l'étude de la tuberculose dans ses relations avec la grossesse et les suites de couches. »

(23) Queirel. — 1900. Marseille-Médical (15 juillet),
leçon recueillie par le Docteur Platon,
« Tuberculose et grossesse ».

(24) Proust. — 1903. Th. de Paris. « Influence
qu'exercent la grossesse, l'accouchement et
l'état puerpéral sur la tuberculose pulmonaire. »

(25) Capuron. — 1817. Traité des maladies des femmes.

(26) Caresme. — 1866. Th. de Paris. « Recherches
cliniques relatives à l'influence de la grossesse sur la phtisie pulmonaire. »

(27) Pidoux. — 1873. Études générales et pratiques
sur la phtisie.

(28) Peter. — 1879. Leçons de Clinique médicale,
t. II.

(29) Portal. — 1792. Paris. « Observations sur la
phtisie pulmonaire. »

(30) Hérard, Cornil et Hanot. — 1888. « Traité de la
phtisie pulmonaire », 2e édit.

(31) Brouardel. — 1865. Thèse Paris. « De la tuberculisation des organes génitaux de la
femme. »

(32) Pinard. — 1899. Clinique obstétricale.
Id. — 1902. Préface aux leçons de Clinique
obstétricale de Queirel. Paris.
Id. — 1902. Rapport au VIe Congrès inter-
national de Gynécologie et d'Obstétrique.
Rome.

(33) Kania. — 1904. Thèse Paris. « De l'influence de
la puerpéralité sur les femmes prédisposées
à la tuberculose. »

(34) Mercier. — 1894. Thèse Paris. « De l'influence de la grossesse sur le développement et la marche de la tuberculose. »

(35) Vinay. — 1894. Traité des maladies de la grossesse et des suites de couches.

(36) Desormaux et P. Dubois. — 1836. Article Grossesse, dans le XIVᵉ volume du Dictionnaire de Médecine, en 30 volumes.

(37) Grancher. — 1890. Traité des maladies de l'appareil respiratoire.

    Id. — 1900. Article Tuberculose, dans le Traité de Médecine et de Thérapeutique de Brouardel et Gilbert, t. VII, en 10 volumes.

(38) Bernheim. — 1900. XIIIᵉ Congrès international de Médecine, section d'Obstétrique. Compte rendu, pp. 439-443.

(39) Ribemont-Desaignes et Lepage. — 1904. Article Tuberculose et grossesse, in Précis d'Obstétrique, 6ᵉ édit., pp. 582-588.

(40) Bonnaire. — 1905. « Influence de la puerpéralité sur la tuberculose. » Presse médicale (6 octobre).

(41) Favre (Thomas). — 1905. Thèse Paris. « Tuberculose et Puerpéralité. »

(42) Reiche. — 1905. Munch. Med. Wochensch., n° 28, in l'Obstétrique (mars 1906).

(43) Rénon. — 1906. Journal des Praticiens (3 février).

(44) Chambrelent. — 1901. Revue mensuelle de gynécologie, obstétrique et pédiatrie de Bordeaux (février et avril). « Influence des maladies du poumon de la mère sur l'état de santé du fœtus. »

Chambrelent. — 1903. Société d'Obstétrique de Paris (18 juin). « Recherches expérimentales sur l'influence de la grossesse et de la parturition sur la marche de la tuberculose. »

(45) Weil. — 1901. Bulletin médical (1er mai).

(46) Bonnaud. — 1894. Revue de Tocologie.

(47) Bonnain et Mercier. — 1898. Bulletin médical (15 mars).

(48) Remy. — 1894. Archives de Tocologie.

(49) Potain. — 1894. Clinique médicale de la Charité.

(50) Jaccoud. — 1883-87. Leçons de Clinique de la Pitié.

(51) Landouzy et Martin. — 1883. Revue de Médecine.

(52)        Id.        — 1887.        Id.

(53)        Id.        — 1891.        Id.

(54) Firket. — 1887. Revue de Médecine.

(55) Bar et Rénon. — 1895. Société de Biologie (29 juin).

(56) Vires. — 1905. De l'hérédité tuberculeuse.

(57) Lefour. — 1897. Gazette hebdomadaire des Sciences médicales (3 janvier).

(58) Küss. — 1898. De l'hérédité parasitaire de la tuberculose humaine. Thèse de Paris.

(59) Moussu et Nattan Larrier. — 1905. Congrès de la Tuberculose. Communication.

(60) Poux. — 1900. Languedoc-Médical. « Grossesse et tuberculose. »

(61) Lop. — 1894. Archives de Tocologie, « De l'Accouchement prématuré et de l'avortement dans la tuberculose pulmonaire. »

(62) Id. — 1902. Gazette des Hôpitaux. « Début in-

solite de la tuberculose à forme de vomissements incoercibles de la grossesse. »

(63) CUFFER. — « Recherches cliniques sur la période d'incubation des maladies infectieuses en général, et en particulier sur la période prégranulique de la tuberculose », 1891, Revue de Médecine.

(64) Bulletin de la Société médicale des Hôpitaux de Paris, 1895 à 1905.

(65) Nouvelles Archives d'obstétrique et de gynécologie, 1886 à 1895.

(66) La Gynécologie (Revue), 1896 à 1905.

(67) L'Obstétrique (Revue), 1899 à 1905.

# TABLE DES MATIÈRES

Toulouse. — Imp. J. FOURNIER, boulev. Carnot, 62.

9 782019 943714